Breast Elastography
Basic Principles and Interpretation of Clinical Cases

乳腺弹性成像

基本原理及病例解析

克里斯蒂娜·安·格卡利

编　著　〔希〕康斯坦丁·狄米特拉卡基斯

玛利亚·索蒂洛普卢

主　译　罗葆明　肖晓云

天津出版传媒集团

天津科技翻译出版有限公司

著作权合同登记号:图字:02-2019-110

图书在版编目(CIP)数据

乳腺弹性成像:基本原理及病例解析/(希)克里
斯蒂娜·安·格卡利,(希)康斯坦丁·狄米特拉卡基斯,
(希)玛利亚·索蒂洛普卢编著;罗葆明,肖晓云主译.
—天津:天津科技翻译出版有限公司,2020.4
　　书名原文:Breast Elastography:Basic Principles
and Interpretation of Clinical Cases
　　ISBN 978-7-5433-3983-5

　　Ⅰ.①乳…　Ⅱ.①克…　②康…　③玛…　④罗…　⑤肖
…　Ⅲ.①乳房疾病-超声波诊断-超声成像-病案-分析
Ⅳ.①R655.804

　　中国版本图书馆 CIP 数据核字(2019)第 246633 号

Christina An. Gkali,Constantine Dimitrakakis,Maria Sotiropoulou
Breast Elastography:Basic Principles and Interpretation of Clinical Cases
ISBN 978-93-5270-057-8
Copyright ⓒ 2018 by Jaypee Brothers Medical Publishers (P) Ltd.
All rights reserved.
Originally published in India by Jaypee Brothers Medical Publishers (P) Ltd.
　Chinese (in simplified character only) translation rights arranged with Jaypee
Brothers Medical Publishers (P) Ltd.

中文简体字版权属天津科技翻译出版有限公司。

授权单位:Jaypee Brothers Medical Publishers(P) Ltd. New Delhi,India
出　　　版:天津科技翻译出版有限公司
出　版　人:刘子媛
地　　　址:天津市南开区白堤路 244 号
邮政编码:300192
电　　　话:(022)87894896
传　　　真:(022)87895650
网　　　址:www.tsttpc.com
印　　　刷:山东韵杰文化科技有限公司
发　　　行:全国新华书店
版本记录:787mm×1092mm　16 开本　9.25 印张　190 千字
　　　　　2020 年 4 月第 1 版　2020 年 4 月第 1 次印刷
　　　　　定价:120.00 元

(如发现印装问题,可与出版社调换)

译者名单

主　译　罗葆明　肖晓云

译　者　(按姓氏汉语拼音顺序排序)

江琼超　孔　瑶　梁　铭　刘荣彬

刘晓迪　吴　欢　许晓琳　中山大

许燕妮　曾云婷　周泊洋

(译者单位:中山大学孙逸仙纪念医院)

编者名单

Christina An. Gkali MD candidate PhD
Resident
Department of Radiology
"Alexandra" General Hospital of Athens
Athens, Greece

Constantine Dimitrakakis MD PhD
Associate Professor
Department of Obstetrics and Gynecology
Medical School, University of Athens
Athens, Greece
Head, Department of Breast Surgery
"Alexandra" General Hospital of Athens
Athens, Greece

Maria Sotiropoulou MD PhD
Senior Consultant/Director
Department of Histopathology
"Alexandra" General Hospital of Athens
Athens, Greece

中文版前言

2018 年，全世界 185 个国家 36 种癌症的统计资料表明，在女性恶性肿瘤中，乳腺癌发病率及死亡率均居首位。乳腺癌患者的预后改善仍有待于早期诊断和早期治疗，影像学检查在乳腺癌的临床诊断中发挥着重要作用。在我国，超声检查已成为乳腺筛查的首选影像学检查方法。高分辨率高频超声能较好地显示乳腺肿物的超声特征，并依此对乳腺肿物进行 BI-RADS 分类，为临床采取相应处理路径提供参考依据。超声 BI-RADS 分类对乳腺癌的诊断敏感性高，但特异性较低。而超声弹性成像实现了对病灶硬度的可视化评估，可以作为二维超声的有效补充。大量的临床研究表明，联合弹性成像检查，能够明显提高二维超声的诊断特异性，减少了临床一部分不必要的穿刺活检，而对敏感性影响不大。

本书主编克里斯蒂娜·安·格卡利以西门子设备所配置的 4 合 1 弹性成像模式为示例(使用设备 : Acuson Siemens，S2000)，内容涵盖乳腺的解剖基础、弹性成像的基本原理及技术、典型和少见病例的图片分析以及技术局限性的探讨。本书内容深入浅出，循序渐进，为学习乳腺超声弹性成像技术的医学专业人员提供了弹性成像技术的详细应用指南和图像解析。

本书简明易懂，图片翔实，解读清晰，可作为广大超声工作者实用的入门手册。

前　言

　　超声成像是具有广泛适应证的一线成像方式,在各种疾病的筛查、诊断和介入治疗中发挥着重要作用。然而,尽管近年来技术水平不断提高,常规超声在分析组织的力学特性方面仍有不足,而这一特性在局灶性或弥漫性疾病的形态学和生理学评估中具有重要意义。

　　超声弹性成像是一种新的成像方式,作为传统超声的补充诊断方式,克服了超声的局限性,减少了不必要的活检。

　　多种成像工具联合应用的诊断准确率远远高于单一的诊断模式。在常规超声中加入弹性成像技术或综合应用多种弹性成像技术都证明了这一点。

　　本书适用于想要学习乳腺超声弹性成像技术的医学专业人员,旨在为专科医生提供弹性成像技术的详细应用指南和图像解析(使用设备:Acuson Siemens,S2000)。此外,本书的最后一部分介绍了弹性成像技术的局限性。

　　对于想要学习乳腺弹性成像技术的医学专业人员而言,本书简明易懂,性价比高,可以将其作为实用的入门手册。

　　我希望读者在阅读本书时能够感受到,我在书中传达的对乳腺超声以及超声弹性成像技术的热爱和激情。

克里斯蒂娜·安·格卡利

致　谢

感谢康斯坦丁·狄米特拉卡基斯和玛利亚·索蒂洛普卢,感谢他们应邀参与编写以及为此始终如一付出的努力。没有他们的贡献,这本书就无法完成。

除上述共同作者外,还要感谢愿意提供有建设性反馈意见或实用图例的各位,名单如下:

莫纳利·帕德瓦尔,医学博士,胃肠道应用临床经理,美国西门子公司医疗解决方案部。

艾米·威尔金森,BS,AMS,RDMS,RSMSK,超声临床应用专员,体检超声推广经理,美国西门子超声医疗解决方案部。

利特萨·布齐卡,医学物理学硕士,希腊西门子公司医疗业务部。

海伦·克莱明森,临床销售经理,综合影像学和放射学部,西门子医疗经济互助委员会。

特别感谢希腊雅典亚历山德拉总医院放射科主任阿萨纳西斯·卡拉宗尼提斯博士和希腊雅典亚历山德拉总医院乳腺放射科主任埃莱妮·菲达博士的支持。

最后,我要感谢放射学教授莉娅·安吉拉·莫洛普洛斯,放射学副教授阿里斯·安东尼欧,以及来自希腊雅典大学医学院,阿雷伊奥医院的讲师伊莱亚斯·普莱米蒂斯。

还要感谢吉特·皮·维杰先生(集团董事长)、安吉·维杰先生(集团总裁)、切特纳·马尔霍特拉·沃赫拉女士(内容策略部副主任)、内达普·登卡·布蒂亚女士(发展部编辑),还有印度新德里杰培兄弟医学出版社的整个团队,感谢他们为在最短的时间内出版这本书所做的努力。

克里斯蒂娜·安·格卡利

谨以此书

纪念我的父亲,感谢我丈夫迈克的宽容和忍耐。

——克里斯蒂娜·安·格卡利

目 录

[使用说明]

欢迎加入乳腺弹性成像学习社群。
通过社群一起交流超声学习心得,
群内回复关键词, 坚持学习领取优惠券。

[入群步骤]

1. ▶ 用微信扫描本页二维码
2. ▶ 根据提示, 加入读者交流群
3. ▶ 参加阅读打卡, 抽取天猫店优惠券
4. ▶ 分享读书心得, 与超声同行交流讨论

本书配有读者交流群

建议配合二维码一起使用本书

微信扫描二维码 加入本书交流群

[群服务说明]

学习交流群:同本书读者共同学习,了解并掌握乳腺弹性成像的原理和技巧。
→回复关键词"打卡", 坚持打卡10天可以抽取「天津科技翻译出版旗舰店」优惠券,
　上天猫店买正版书。
→回复关键词"读书心得", 与本书读者分享你的学习体会。

第 1 篇

乳腺：
病理和外科视角

第 1 章 病理视角

Maria Sotiropoulou

乳腺是哺乳动物产生乳汁的特有器官。

乳腺的形状和大小取决于年龄、生育和生理期状态,有遗传和种族差异。乳腺是由复合的管泡状腺样结构、导管和脂肪组织组成,其上覆盖有薄层的皮肤和一个特殊的结构:乳头。覆盖于乳腺上的皮肤包括乳晕,它是位于乳腺中央,分布着蒙氏结节的粉色色素沉着区,蒙氏结节是凸出的皮脂腺分泌结构;而乳头,则是乳晕区正中的突起。

乳头是多支(大约 20 支)乳腺输乳管的开口。乳腺输乳管之下的导管系统是输乳管窦(与腺叶导管相通,然后是小叶导管,最后为终末导管)。每个小叶都是一个独立的系统,有大约 20~40 个作为终末导管系统的小叶腺泡(图 1.1)。

正常乳腺每个小叶由 10~100 个腺泡组成,终末导管小叶单位(TDLU)是大多数乳腺良恶性疾病起源的部位。起源于终末导管小叶单位的疾病包括囊肿、上皮增生、导管内癌和浸润性癌,而起源于输乳管、腺叶导管和小叶导管的疾病则包括孤立性的导管内乳头状瘤和单纯性的导管扩张(图 1.2)。

乳腺实质是由立方或柱状上皮细胞形成管腔,周围环绕单层界限清晰的肌上皮细胞

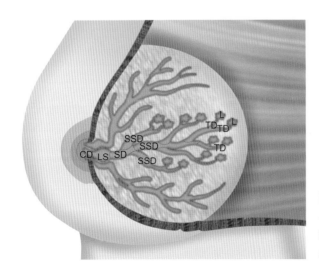

图 1.1 乳腺导管系统。CD:中央乳腺导管;LS:输乳管窦;SD:腺叶导管;SSD:小叶导管;TD:终末导管;L:小叶。

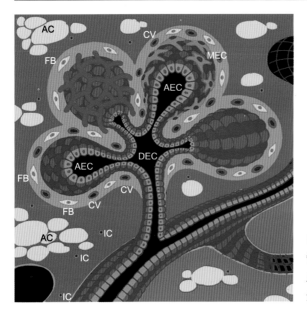

图 1.2　终末导管小叶单位(TDLU)。DEC：导管上皮细胞；AEC：腺泡上皮细胞；MEC：肌上皮细胞；FB：成纤维细胞；CV：毛细血管；IC：免疫细胞；AC：脂肪细胞。

而组成。柱状细胞具有丰富的细胞器，参与分泌过程，而小叶和导管的基底肌上皮细胞在泌乳过程中发挥重要作用。乳腺小叶散在分布于乳腺特有的疏松结缔组织当中，其内常常可见稀疏的淋巴细胞或浆细胞、组织细胞和肥大细胞(图 1.3)。

　　管腔细胞通常表达低分子量细胞角蛋白 (LMW-CK)，如 CK7、CK8、CK18 和 CK19 等。大多数管腔细胞表达雌激素受体-α(ER-α)、孕激素受体(PgR)和雄激素受体(AR)。肌上皮细胞具有上皮和肌样表型，并且表达"基本的"高分子量角蛋白(HMW-CK)CK5/5、CK14、CK17 以及钙结合蛋白、平滑肌肌球蛋白重链(SMM-HC)、平滑肌肌动蛋白以及Ⅳ型胶原蛋白等小分子，但是不表达 ER-α、AR 和 PgR(图 1.4)。

　　不含弹性纤维的疏松结缔组织包绕终末导管小叶单位，并沿着导管方向分布。50 岁以上女性乳腺导管周围间质弹性组织较丰富。只有不到 3% 的年轻女性和约 17% 的 50 岁

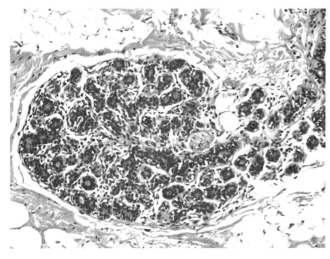

图 1.3　腺泡，终末导管小叶单位(TDLU)和小叶导管(H&E×200)。

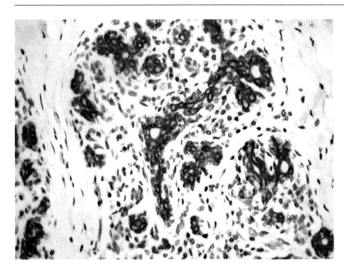

图 1.4　终末导管小叶单位(TDLU)：免疫组化染色表达 CK5/6 的肌上皮细胞(H&E×400)。

以上女性导管周围可观察到明显的弹性纤维分布。基质、上皮的结构成分和含量不同能够表现为正常和病理状态之间的影像学表现差异。

　　乳腺的组织学表现受月经周期、妊娠、哺乳、激素摄取和更年期的影响。随着青春期的开始，乳腺开始发育，一方面导管变长、上皮增厚；另一方面，由于卵巢的雌孕激素，周围基质组织开始分化。乳腺的成熟开始于青春期，在随后的 10 年持续发育，直到妊娠期间才完全成熟。Vogel 等人详细地描述了在乳腺发育周期中细胞和结构的改变。卵泡期乳腺实质密度较低，黄体期乳腺体积因含水量增加而增大。增殖期，上皮细胞有丝分裂和凋亡均有所增加。包含成纤维细胞、结构致密而缺乏血供的小叶间质，呈环形包绕着小叶腺体。卵泡期有丝分裂活性降低，小叶间质水肿。妊娠期小叶增大，纤维脂肪间质相对减少。随着妊娠的开始，终末导管和小叶增生，间质血管增多，单核淋巴细胞浸润。由于上皮细胞的大量增殖，使得肌上皮细胞难以分辨(图 1.5)。哺乳期结束 3 个月后乳腺可以完全复旧。女性年轻时富含胶原的纤维组织含量较高，这是年轻女性乳腺密度最大

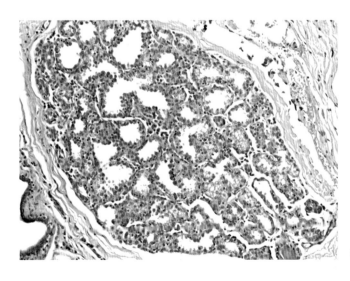

图 1.5　哺乳期乳腺：小叶增生伴腺泡扩张(H&E×200)。

的原因。

　　乳腺是各种激素的靶器官,尤其是雌激素和孕激素。乳腺激素受体的比例在月经周期的不同阶段有所不同。妊娠期间,乳腺的发育不仅仅依赖于 ER 和 PgR,催乳素、类固醇、胰岛素和生长激素也发挥着重要作用。小叶细胞中 ER 和 PgR(核染色)的百分比高于导管细胞,在正常乳腺细胞中约为 7%。绝经后,ER 阳性细胞增多,且表达呈连续性(图 1.6)。ER 阳性细胞在增殖晚期和黄体期呈高表达,而在妊娠和哺乳期表达降低。

　　浸润性乳腺癌起源于一系列进展或增殖阶段(伴或不伴异型性)以及肿瘤状态,如上皮内癌。由于上皮细胞浸润前病变及周围环境(脂肪组织、血液成分、淋巴管、炎性细胞)的形态异质性,乳腺分子遗传学研究对于疾病的评估能力不足。正常的终末导管小叶单位的上皮细胞和增生的上皮细胞形态相同,但其增殖指数高出 2~3 倍。同时,ER 在不典型导管增生中表达增加,高达 80%~90%。导管内原位癌(DCIS)的分子变化取决于核分级和增殖指数 (Ki67) ,后者的表达是正常上皮细胞的 2~10 倍。人表皮生长因子受体-2 (HER-2)是一种膜酪氨酸激酶致癌基因,在 20% 的浸润性乳腺癌和 50%~75% 的高级别

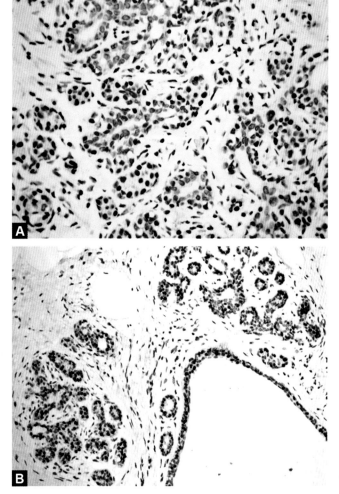

图 1.6　小叶雌激素受体免疫染色(ER)。(A)绝经前乳腺(H&E×400)。(B)绝经后乳腺的 ER 受体百分比较高(H&E×200)。

乳腺导管原位癌中扩增并于蛋白水平被过度表达,与靶向治疗密切相关。相反,乳腺小叶肿瘤增殖指数较低,且 HER-2 表达阴性。游离雌激素与乳腺上皮细胞相结合,刺激转录因子 ER-α,随后调整 PgR 的表达,ER-α 阳性的增殖细胞在正常的上皮细胞中很少见,但在增生组织中表达比正常组织高 5 倍。正常组织和增生组织之间的凋亡也存在着明显差异(凋亡指数分别为 0.61 和 0.22)。雌激素受体-β(ER-β)并非乳腺导管发育的必要条件,但其形成异二聚体后能够抑制 ER-α 的功能。肿瘤细胞会出现原癌基因的改变,抑癌基因的突变和失活,点突变、杂合性缺失、异倍体和染色体重排等。在浸润性乳腺癌旁的非肿瘤正常结构中能够观察到杂合性缺失。

癌变一方面来源于"细胞永生化",其原因在于调控细胞周期和凋亡的肿瘤抑制通路缺失;另一方面来源于肿瘤形成,基因的改变导致细胞不受肿瘤微环境的限制过度激活。在过去的几十年里,占主导地位的以上皮细胞为核心的肿瘤发展理论,已经被基质和上皮细胞间的相互作用促进肿瘤生长的理论所取代。表观遗传学模型表明,微环境具有初始抑制作用。细胞外基质和肌上皮细胞可以调节生长因子的生物利用度和抑制新生血管生成。上皮细胞的肿瘤转化破坏了体内的稳态调节,导致了结构紊乱。遗传获得的肿瘤易感基因,在外显率较低的情况下仍能增加恶性风险,也改变了与环境和基因相关因素的易感风险。易感基因参与脱氧核糖核酸(DNA)的修复过程,造成了基因的不稳定性,在细胞死亡、存活、增殖、侵袭、迁移和耐药过程中都发挥着作用。淋巴细胞浸润肿瘤时,基质细胞、成纤维细胞和免疫细胞参与乳腺癌的发生和侵袭。在乳腺肿瘤发生的间质中,成纤维细胞和免疫细胞数量增多,毛细血管密度增加,Ⅰ型胶原蛋白和纤维蛋白沉积增多。所有这些都可以改变细胞外基质的结构,继而引起邻近上皮细胞的变化。肿瘤相关基质内,α-平滑肌肌动蛋白(α-SMA)、Ⅳ型胶原蛋白、脯氨酰 4-羟化酶、成纤维细胞活化蛋白(FAP)、肌腱蛋白、结蛋白、钙结合蛋白等表达升高。肿瘤组织硬度与微环境中细胞外基质和 β-1 整合素/磷酸肌醇 3 激酶(PI3K)通路有关。

近年来,乳腺癌的诊疗技术有了长足的发展。因而,与乳腺癌相关专业之间互相交流的迫切性增加。多种影像学技术既有助于诊断,亦能够进行必要的活检。钼靶仍然是乳腺癌检测的主要手段,其他的影像学检查尤其是超声,则起到了重要的辅助作用。

乳腺密度反映了腺体成分和脂肪成分的比例,分为四个等级:①脂肪型,②少量腺体型,③大量腺体型,和④致密型。肿瘤微环境的一个引人注目的特征是肿瘤相关组织的硬度。组织硬度增大在临床上被认为是与致密型乳腺相关的致癌危险因素。此外,肿瘤硬度也是临床医生在触诊可疑乳腺癌患者时所寻找的特征之一。超声检查是发现和鉴别乳腺可触及病变的关键辅助手段。美国放射科医师学会依据肿瘤恶性程度的风险进行分类,将超声术语词典乳腺成像报告和数据系统(BI-RADS)应用于乳腺病变的标准化描述。经证实,BI-RADS 3 类肿瘤的恶性概率仅为 2%,然而密切监测和不必要的活检,导致患者经济和心理承担了不必要的负担。乳腺病变硬度与恶性程度密切相关,这是弹性成像评估肿瘤良恶性的基础。基于形变评估组织硬度的弹性超声成像技术,能够协助确定 BI-

RADS 分类。组织硬度受细胞外基质细胞与肿瘤微环境关系的调控，部分也受到恶性肿瘤浸润周围组织产生促结缔组织增生反应的影响。组织硬度的增加同样与基于 Bloom-Richardson 组织学分级系统的肿瘤侵袭性、肿瘤大小、淋巴结累及程度、淋巴管生成和血管浸润密切相关。Perou 和 Sørlie 的突破性研究报道了基于 456 个 cDNA 克隆的乳腺癌独特的分子分型，从而将乳腺癌分为五种具有不同临床预后的亚型：①Luminal A 型，②Luminal B 型，③HER-2 高表达型，④基底细胞样型，和⑤正常乳腺样型。近年来的研究发现，Luminal A 型和 Luminal B 型乳腺癌通过剪切波弹性成像获得的肿瘤硬度与细胞增殖标志物 Ki67 和组织学分级相关。此外，三阴性（ER、PgR、HER-2）和 HER-2 阳性乳腺癌亚型的硬度均高于 ER 阳性肿瘤。而三阴性乳腺癌在常规超声分类中均为 BI-RADS 3 类。

综上所述，乳腺病变的上皮组织学特点和微环境与弹性成像所评估的组织硬度有关，BI-RADS 术语与组织学和分子因素及临床预后相关。

推荐读物

Arendt LM, Rudnick JA, Keller PJ, et al. Stroma in breast development and disease. Semin Cell Dev Biol. 2010;21(1):11-8.

Bernstein L, Press M. Does estrogen receptor expression in normal breast tissue predict breast cancer risk? J Natl Cancer Inst. 1998;90(1):5-7.

Boyd NF, Li Q, Melnichouk O, et al. Evidence that breast tissue stiffness is associated with risk of breast cancer. PloS One. 2014;9(7):e100937.

Chang JM, Park IA, Lee SH, et al. Stiffness of tumors measured by shear-wave elastography correlated with subtypes of breast cancer. Eur Radiol. 2013;23(9):2450-8.

Cha YJ, Youk JH, Kim BG, et al. Lymphangiogenesis in breast cancer correlates with matrix stiffness on shear-wave elastography. Yonsei Med J. 2016;57(3):599-605.

Collins LC, Schnitt SJ. Breast. Stacey ME (Ed). Histology for Pathologists, 4th edition. Philadelphia: Lippincott Williams & Wilkins; 2012. p. 67.

Cukierman E. A visual-quantitative analysis of fibroblastic stromagenesis in breast cancer progression. J Mammary Gland Biol Neoplasia. 2004;9:311-24.

Deng G, Lu Y, Zlotnikov G, et al. Loss of heterozygosity in normal tissue adjacent to breast carcinomas. Science. 1996;274:2057-9,.

Denis M, Gregory A, Bayat M, et al. Correlating tumor stiffness with immunohistochemical subtypes of breast cancers: prognostic value of comb-push ultrasound shear elastography for differentiating luminal subtypes. PloS One. 2016;11:e0165003.

Evans A, Whelehan P, Thomson K, et al. Differentiating benign from malignant breast masses: value of shear wave elastography according to lesion stiffness combined with grayscale ultrasound according to BI-RADS classification. Br J Cancer. 2012;107:224-9.

Evans A, Whelehan P, Thomson K, et al. Invasive breast cancer relationship between shear-wave elastographic findings and histologic prognostic factors. Radiology. 2012;263(3):673-7.

Hanahan D, Weinberg RA. Hallmarks of cancer: next generation. Cell. 2011;144:646-74.

Hayashi M, Yamamoto Y, Sueta A, et al. Associations between elastography findings and clinico-pathological factors in breast cancer. Medicine (Baltimore). 2015;94(50):e2290.

Hoda SA. Anatomy and physiologic morphology. Hoda SA, Brogi E, Koerner FC, Rosen PP (Eds). Rosen's Breast Pathology, 4th edition. Philadelphia: Lippincott Williams & Wilkins; 2014.

Hoda SA. Normal breast and developmental disorders. Dabbs DJ (Ed). Breast Pathology, 1st edition. Philadelphia: Elsevier; 2012.

Perou CM, Sørlie T, Eisen MB, et al. Molecular portraits of human breast tumors. Nature. 2000;406:747-52.

Pickup MW, Mouw JK, Weaver VM. The extracellular matrix modulates the hallmarks of cancer. EMBO Rep. 2014;15:1243-53.

Shaaban AM, Sloane JP, West CR, et al. Breast cancer risk in usual ductal hyperplasia is defined by estrogen receptor-alpha and Ki-67 expression. Am J Pathol. 2002;160(2):597-604.

Vogel PM, Georgiade NG, Fetter BF, et al. The correlation of histologic changes in the human breast with the menstrual cycle. Am J Pathol. 1981;104:23-34.

Constantine Dimitrakakis

乳腺癌是全球女性最常见的恶性肿瘤。乳腺癌患病率增加的危险因素有很多。一部分危险因素可以进行干预,而大部分则难以改变。无法改变的危险因素包括:年龄,性别(女性),遗传危险因素(主要是 BRCA1 和 BRCA2 基因突变),家族史(一级直系亲属罹患乳腺癌),既往有乳腺癌、卵巢癌或子宫内膜癌病史,有淋巴瘤或胸部放疗病史,月经初潮过早,停经过晚,致密型乳腺,长期或高剂量雌激素替代治疗等。可以干预的危险因素包括肥胖、酗酒、雌激素的使用和运动。

乳腺癌筛查和早期诊断对有效治疗尤为重要。早期诊断有助于延长女性患者生存期,提高生活质量。对抗乳腺癌的基础和最大挑战在于早期发现,确保及时有效的治疗。另一方面,减少不必要的活检也很重要,有助于减少经济负担和减轻患者焦虑心理。尽管钼靶是乳腺癌筛查的标准手段,但仍存在一些局限性从而影响检查的敏感性和特异性。尤其是在致密型乳腺中,钼靶的诊断敏感性仅为30%~48%。除了相对年轻的女性,在各个年龄段仍有一部分比例的女性,其乳腺比较致密,导致钼靶(即使采用数字化成像)的疾病检出率比较低。随着乳腺癌发病日趋年轻化,迫切需要一种影像学技术来辅助钼靶诊断。目前,随着超声仪器的更新换代,乳腺超声不再局限于囊实性病灶的鉴别。但是,良恶性病灶的超声图像特征存在一定的重叠。

乳腺成像报告和数据系统(BI-RADS)是一种根据病灶恶性概率对乳腺病灶进行识别和归类的成像技术。但是,依据 BI-RADS 报告系统对乳腺图像进行解读仍存在一些困惑。尤其对于 BI-RADS 4 类的患者,如果有更好的影像学方法进行准确诊断,大部分患者可以避免不必要的侵入性诊断。相反地,BI-RADS 3 类的患者中,有些恶性病灶被漏诊,增加辅助诊断手段有助于早期检出。

乳腺活检仍然是乳腺病灶确诊的金标准,同时,也有越来越多的影像学方法联合应用于良恶性病灶的鉴别诊断。活检病例中,良性率高达75%,而 Chiou 等人的研究表明,恶性率仅为10%~30%。因此,一种能够减少不必要的侵入性诊断的、可靠、无创、经济有效的检查手段是很有价值的。

人们一直在寻求最可靠和一致性好的影像学方法用于诊断乳腺肿瘤。自 2003 年以来,超声弹性成像这一新兴技术成为常规超声有效的辅助手段。与常规超声相比,超声弹性成像最大的优势是根据组织弹性进行乳腺良恶性病灶的鉴别诊断。因此,能够提高乳腺癌诊断的准确性,减少 BI-RADS 4 类患者进行不必要的穿刺。同时,也能提高 BI-RADS 3 类患者恶性病灶的检出率。

接下来的章节将通过病例分析对应变力弹性成像和声辐射力弹性成像(包括声触诊组织成像和声触诊定量)两种弹性成像进行介绍。

推荐读物

Chiou SY, Chou YH, Chiou HJ, et al. Sonographic features of nonpalpable breast cancer: a study based on ultrasound-guided wire-localized surgical biopsies. Ultrasound Med Biol. 2006;32(9);1299-306.

D'Orsi CJ, Sickles EA, Mendelson EB, et al. ACR BI-RADS® Atlas, Breast Imaging Reporting and Data System. Reston, VA, American College of Radiology; 2013

Kolb TM, Lichy J, Newhouse JH. Comparison of the performance of screening mammography, physical examination, and breast US and evaluation of factors that influence them: an analysis of 27,825 patient evaluations. Radiology. 2002;225(1):165-75.

Mandelson MT, Oestreicher N, Porter PL, et al. Breast density as a predictor of mammographic detection: Comparison of interval- and screen-detected cancers. J Natl Cancer Inst. 2000;92(13):1081-7.

Moon WK, Chang SC, Huang CS, et al. Breast tumor classification using fuzzy clustering for breast elastography. Ultrasound Med Bio. 2011;37(5):700-8.

Rahbar G, Sie AC, Hansen GC, et al. Benign versus malignant solid breast masses: US differentiation. Radiology. 1999;213(3):889-94.

Siegel R, Naishadham D, Jemal A. CA Cancer J Clin. 2013; 63(1):11-30.

第 **2** 篇

弹性成像的基本原理

第3章 弹性成像和组织应变：临床医生须知

Christina An. Gkali

超声成像在多种疾病的筛查、诊断和介入治疗中发挥重要作用，是临床首选检查方法，适用范围广。然而，尽管近年来超声技术取得了巨大的进步，但传统超声在区分组织机械性能方面的能力仍有限，这一特性在评估局灶性或弥漫性病变的形态学和生理学方面很重要。

超声弹性成像作为辅助传统超声的一种新的成像方法，其目的是为了克服超声检查的局限性，例如减少不必要的组织活检。

书中描述的所有病例图像均通过西门子 Acuson S2000 超声系统采集。我们将要描述的应变力弹性成像和声辐射力脉冲成像技术(ARFI)也是基于这套设备。

压迫式弹性成像提供了一种全新的超声信息。除了二维超声提供的解剖细节和彩色多普勒提供的血流成像之外，弹性成像使组织硬度可视化。长期以来，组织硬度增加被认为是疾病和恶性肿瘤的先兆(毕竟触诊也是为了发现组织硬度的改变)。早期压迫式弹性成像反映的是病变的相对硬度，而不是绝对硬度。

声辐射力脉冲成像(ARFI)能够实现对组织的机械硬度(弹性)的定性和定量评估。超声系统可以配置各种弹性成像技术和相关软件，帮助医生评估肝脏、乳腺、甲状腺和其他器官的状况。

■ 弹性成像与组织应变

完美的诊断工具应是对所有病例有100%的敏感性（当疾病存在时为阳性结果）和100%的特异性(在没有疾病的情况下为阴性结果)。当然，这样的诊断技术并不存在。然而，多种成像工具联合应用，能够比单一的成像模式获得更高的诊断准确率。弹性成像技术联合传统超声以及综合运用多种弹性成像技术确实提高了诊断的准确率。

弹性成像包含了多种技术。有的弹性成像技术依赖于操作者的手动加压。更精密的机器所装载的较先进的弹性成像技术能够检测到组织极小的位移变化（大约 1~10μm），无须依赖手动加压，而是通过人体内的自发运动(如呼吸、心跳等)作为激发机制。

与其他手动加压弹性技术不同,ARFI 是利用聚焦超声波的声波辐射力作为激发机制。ARFI 技术的主要优势之一就是可以将高能聚焦超声束只集中在感兴趣区域(ROI),使局部组织的位移最大化,而不是仅仅作用于皮肤表面而将一个不可控的压力传导到深部组织。这种可控应力的应用还提高了弹性图像的一致性。

ARFI 通过诱导产生和追踪剪切波(横波)对组织的硬度进行定量评估。剪切波速度的提高与组织硬度的增加密切相关,能够定点测量某个位置较真实的组织硬度。

相对于定性评估局部病灶的硬度(通过与周围组织的硬度对比来实现),ARFI 这种对组织硬度进行定量的能力拓宽了弹性成像在均质性器官的临床应用,比如肝脏和脾脏。

此外,与手动加压相比,AFRI 降低了操作者检查技术的依赖性。操作者只需触动按钮即可获得弹性图像及量化数据,进一步提高操作者间的可重复性,这对于临床应用十分重要(图 3.1)。

■ 弹性成像的工作原理

组织应变物理学

相关研究表明,各种组织类型存在正常的弹性值范围,而疾病过程会改变组织的黏弹性。弹性成像工具测量组织受应力作用而产生的应变。应力和应变之间的关系提供了组织的硬度信息。

应力和应变是不一样的。应力是施加的外力,而应变是组织受应力而产生的。

弹性成像存在两种应变,纵向应变和剪切应变。如图 3.2 所示。

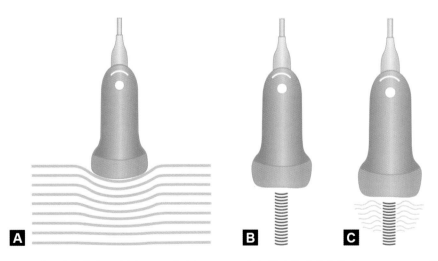

图 3.1　不同的弹性成像技术示意图。(A)手动加压。(B)声辐射力脉冲成像技术(ARFI)。(C)剪切波定量分析声束上某一点的弹性。

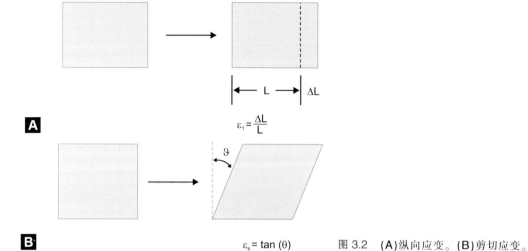

$$\varepsilon_1 = \frac{\Delta L}{L}$$

$$\varepsilon_s = \tan(\theta)$$ 图 3.2 (A)纵向应变。(B)剪切应变。

纵向应变或称为正常应变,发生在组织受到拉伸或压迫时。而剪切应变则发生在受到与组织成角的外力时,如扭曲或弯曲。

无论是手动加压或辐射力作用,都会使组织同时产生纵向应变和剪切应变。而液体中任意方向的应力是相同的。因此,在液体中不存在剪切应变和剪切波。

胡克弹性定律指出了在包括黏弹性组织在内的大多数材料中应力与应变的关系:

σ = Yε

式中 σ 是组织形变,与 ε 应力呈正比。

在应力应变曲线的弹性变形阶段,可以通过计算曲线斜率获得杨氏模量或弹性模量,如图 3.3 所示。

在弹性变形比例极限范围内,刚性模量 G,也叫剪切模量,可以通过剪切应力应变曲线计算出来。

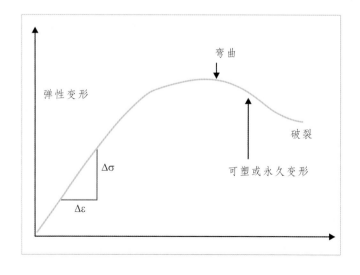

图 3.3 任意物质中应力与应变的关系。

17

在弹性材料中,剪切波速度与剪切模量之间的关系是:

$$v_s = \sqrt{\frac{G}{\rho}}$$

式中 G 是组织的剪切模量,ρ 是指固体组织密度。

具有较高剪切模量或刚性模量(剪切力作用下形变小)的组织比具有较低刚性模量(剪切力作用下形变大)的组织具有更高的剪切波速度。

推荐读物

Rosen J, Brown J, De S, Sinanan M, Hannford B. Biomechanical Properties of Abdominal Organs In Vivo and Postmortem Under Compression Loads. Journal of Biomechanical Engineering. 2008; Vol. 130, 021020-1.

Wellman, et. al. Breast Tissue Stiffness in Compression is Correlated to Histological Diagnosis. Harvard BioRobotics Laboratory Technical Report, 1999. https://biorobotics. harvard.edu/pubs/1999/mechprops.pdf.

第**3**篇

应变力弹性成像：
基本原理与检查
规范

第 4 章 应变力弹性成像

Christina An. Gkali

应变力弹性成像(eSie Touch elasticity,Siemens Healthcare)通过轻微压迫或心脏搏动、呼吸等生理运动对组织产生压力,从而获得弹性图像(图 4.1)。通过持续分析超声回波信号,将组织发生的应变记录在弹性图像中。

脉冲追踪位移用于生成灰阶编码(图 4.2 和图 4.3)或彩色编码(图 4.4)的弹性图像。

■ 灰阶弹性图像

病理结果提示纤维腺瘤。

病灶在灰阶图像中的颜色越深,表明其硬度越高。

病理结果提示浸润性导管癌Ⅲ级伴局灶性导管原位癌(DCIS)Ⅲ级和微小钙化。

■ 灰阶弹性图像的定性评估

根据灰阶图像上病灶颜色越深硬度越高(与周围组织相比)的特点,可对灰阶弹性图像进行目测评估。灰阶图像显示在 B 超和弹性图像双幅成像的一侧。

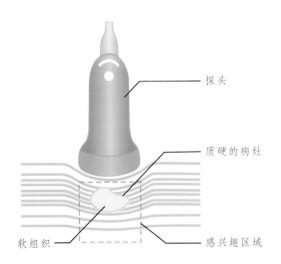

探头

质硬的病灶

软组织

感兴趣区域

图 4.1 应变力弹性成像,通过探头的轻微加压或心脏搏动、呼吸运动引起组织应变。

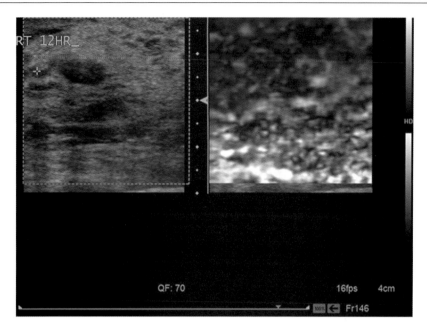

图 4.2　双幅显示的 B 超和灰阶弹性图像,可见一个椭圆形、边界清楚、低回声的乳腺病灶。在灰阶弹性图像中,病灶与周围组织的颜色一样深(硬度一样)。

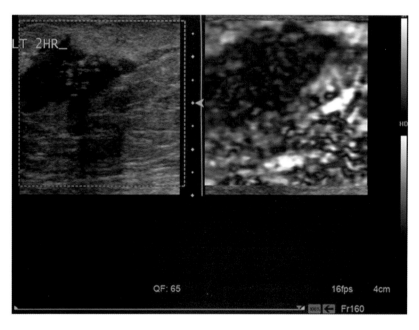

图 4.3　双幅显示的 B 超和灰阶弹性图像,可见一个极低回声、形态不规则、边缘模糊、伴有钙化的病灶。灰阶弹性图像中病灶颜色明显比周围组织更深。颜色越深,病灶越硬。

　　病灶在弹性图像和 B 超图像中范围的比值可以作为鉴别乳腺病灶良恶性的诊断工具。该比值称为 EI/B 比值。

　　根据文献报道,EI/B 比值大于 1 的病灶视为恶性,而 EI/B 比值小于 1 的病灶视为良

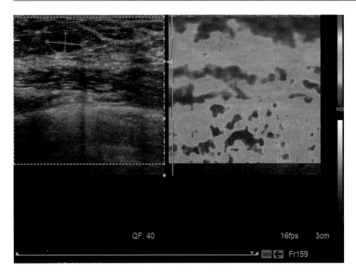

图 4.4　双幅显示的 B 超和彩色弹性图像，病灶经活检证实为纤维腺瘤。B 超显示一个椭圆形、边界清楚、低回声的肿物，在彩色弹性图像中表现为绿色，提示病灶质地软。

性(图 4.5)。EI/B 比值大于 1 意味着病灶在灰阶弹性图像中的范围比 B 超图像中要大。

　　Hall,Zhu 等人在 2003 年进行的研究表明，恶性病灶在弹性图像中范围大于相应的 B 超图像。

　　Barr,Destounis 等人在 2012 年进行的研究用 EI/B 比值是否大于 1 定义恶性病变，其敏感性和特异性分别为 99% 和 87%。

硬度的半定量评估方法

应变率(应变力比值)

　　应变率是通过与脂肪层对比评估乳腺病灶硬度的半定量方法(图 4.6)。

　　通过每个感兴趣区域(ROI)中所有像素真实应变(位移百分比)的测量，获得相对硬

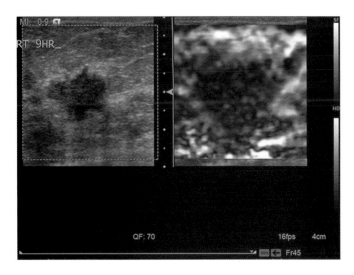

图 4.5　一个低回声、边界模糊、有毛刺的肿物，在弹性图像中范围大于其在 B 超图像中的范围，即 EI/B 比值大于 1(提示恶性可能)。病灶在灰阶弹性图像中颜色亦比周围组织深。病理结果为浸润性导管癌 Ⅲ 级。

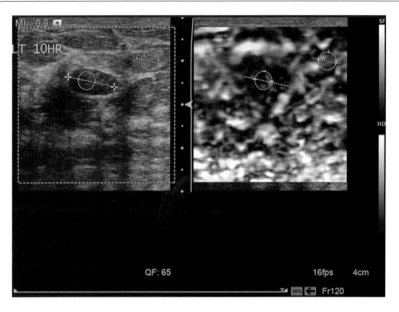

图 4.6　一位 43 岁妇女的弹性成像图,病灶经活检证实为乳腺纤维腺瘤。通过比较病灶与脂肪的应变获得应变率比值,结果为 1.97,即病灶硬度是脂肪的 1.97 倍。

度的数值。

　　显示每个感兴趣区域的位移百分比,并计算应变率。病灶的应变率随病灶硬度增加而增大。

　　在进行应变率测量时,两个感兴趣区域大小应该一致,并于弹性图像中大致同等深度的位置进行取样。此外,位于皮下脂肪层的目标感兴趣区域应局限于脂肪,不应包含与病灶处于相同深度的乳腺腺体组织。

　　不同研究获得的应变率诊断界值波动在 0.5~4.5 之间。

　　Fischer 等人选择病灶与脂肪应变率比值 2.27 作为诊断界值,敏感性和特异性分别为 95% 和 74%。

　　Thomas 等人对 227 例乳腺病灶依据 B 超图像报告和临床数据系统 (BI-RADS)分类、弹性成像 5 分评分法及病灶与脂肪的应变率进行了良、恶性病灶间的比较。根据受试者工作特征曲线(ROC),选择应变率比值 2.45 作为诊断良恶性病灶的界值,其敏感性为 90%,特异性为 89%。

　　Zhi 等人在一个相似的研究中对比了 559 例乳腺病灶的应变率和 5 分评分法的结果。根据 ROC 曲线,选择 3.05 作为诊断界值,其敏感性和特异性分别为 92.4% 和 91.1%。

　　本书第 3 篇所示病例,根据 Zhi 等人的建议,选取 3.05 作为诊断界值。

■囊肿

　　乳腺囊肿的弹性表现取决于所使用的弹性成像技术,但弹性成像对于确定内容物为液体的准确性很高。

囊性病变在不同超声中设备呈现不同的特点。

使用西门子设备时,囊肿在灰阶弹性成像中表现为典型的牛眼征象:体积较小、中间为白色、周边为黑色的环,如图 4.7 所示。

使用日立和东芝设备时,囊肿呈现蓝、绿、红(BGR)三层结构(三色伪像)。

使用飞利浦设备时,囊性病灶具有典型的三色(红、绿、蓝)混杂表现。通过特定软件,纯囊性的内容物显示为黄色,而囊液黏稠的囊肿则中央为蓝色。

在声辐射力脉冲成像、剪切波弹性成像条件下,囊性结构往往出现声波传导缺失。

彩色编码弹性图像

彩色编码弹性图像根据组织的应变力赋予不同弹性水平不同的色彩。彩色编码图像提供了组织硬度的信息。不同超声仪器装载的软件对于软硬程度颜色的定义各不相同,所以必须明确使用的是哪一款设备。西门子 Acuson S2000 使用红、黄、绿表示质地较软的组织,用浅蓝、深蓝代表质地较硬的组织。

彩色编码弹性图像评估

根据 Itoh 和 Ueno 等人 2006 年提出的 Tsukuba 评分对彩色编码弹性图像进行评分。

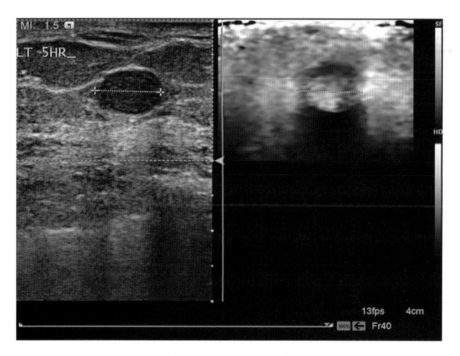

图 4.7　具有典型牛眼征象的复杂性囊肿。

5 分评分法是根据病灶内部的弹性表现进行评分。

具体来说,乳腺病变的彩色编码图像分类如下:

- 1 分:整个病灶都可变形(绿色),如图 4.8 所示。
- 2 分:病灶大部分可以变形,但有小部分区域质地较硬(大部分区域为绿色,小部分区域为蓝色),如图 4.9 所示。
- 3 分:仅病灶周边部分可以变形,中央区域为质地偏硬的组织(中间蓝色,周边绿色),如图 4.10 所示。
- 4 分:整个病灶质地硬(蓝色),如图 4.11 所示。

病理结果为浸润性导管癌Ⅲ级。

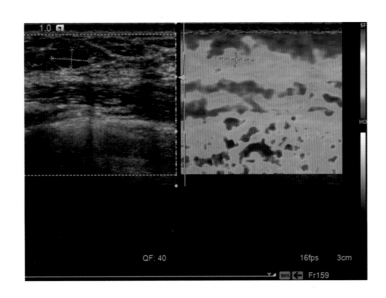

图 4.8　经活检证实的纤维腺瘤。B 超显示为椭圆形、边界清楚的肿物,彩色图像显示病灶整体均可变形 (绿色)。弹性评分 1 分。

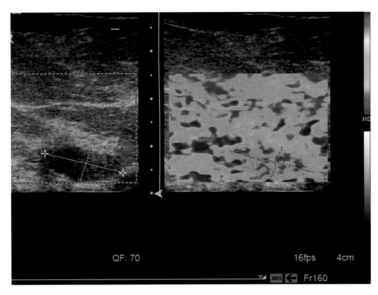

图 4.9　经活检证实的肌上皮瘤。一个大小为 1.7cm×0.75cm 的椭圆形、低回声肿物,病灶大部分可变形 (绿色),小部分区域质地偏硬 (蓝色)。弹性评分 2 分。

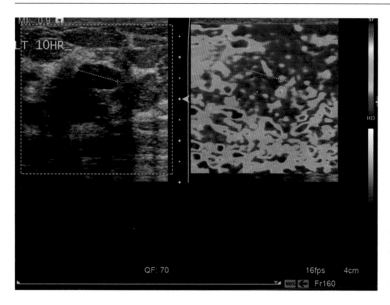

图 4.10 经活检证实的纤维腺瘤。显示一个椭圆形、低回声肿物，病灶仅周边部分可以变形(绿色)，中央部分质硬(蓝色)。弹性评分 3 分。

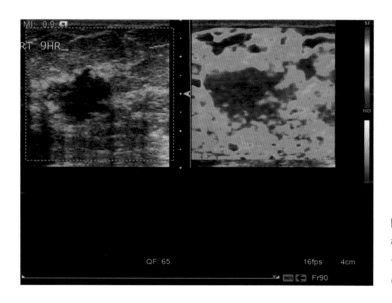

图 4.11 图示低回声、边界模糊、边缘毛刺状的肿物，彩色图像显示病灶整体质硬(蓝色)。弹性评分 4 分。

● 5 分：整个病灶及周围组织质地均硬(病灶和周围组织都是蓝色)，如图 4.12 所示。

通过一项针对 111 例乳腺病灶的研究，Itoh 和 Ueno 等人发现当弹性评分诊断界值在 3~4 之间时，诊断敏感性为 86.5%，特异性为 89.8%，准确性为 88.3%。因此，Tsukuba 评分在 1~3 之间的乳腺病灶良性可能性大，而评分在 4~5 之间的则视为恶性。

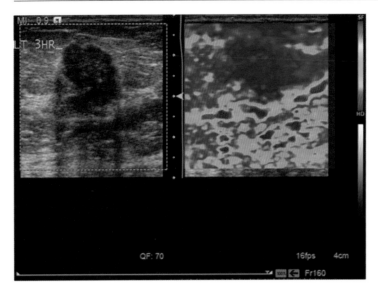

图 4.12　图示低回声、分叶状、边界模糊并有微小钙化的肿物，病灶及周围组织质地均硬（蓝色）。弹性评分 5 分。

推荐读物

Barr RG, Destounis S, Lackey LB 2nd, et al. Evaluation of breast lesions using sonographic elasticity imaging: a multicenter trial. J Ultrasound Med. 2012;31:281-7.

Barr RG, Lackey AE. The utility of the "bull's-eye" artifact on breast elasticity imaging in reducing breast lesion biopsy rate. Ultrasound Q. 2011;27:151-5.

Barr RG. Real-time ultrasound elasticity of the breast: initial clinical results. Ultrasound Q. 2010;26:61-6.

Fischer T, Peisker U, Fiedor S, et al. Significant differentiation of focal breast lesions: raw data-based calculation of strain ratio. Ultraschall Med. 2012;33:372-9.

Hall TJ, Zhu Y, Spalding CS. In vivo real-time freehand palpation imaging. Ultrasound Med Biol. 2003;29:427-43.

Itoh A, Ueno E, Tohno E, et al. Breast disease: clinical application of US elastography for diagnosis. Radiology. 2006;239:341-50.

Thomas A, Degenhardt F, Farrokh A, et al. Significant differentiation of focal breast lesions: calculation of strain ratio in breast sonoelastography. Acad Radiol. 2010;17(5):558-63.

Zhi H, Xiao XY, Yang HY, et al. Ultrasonic elastography in breast cancer diagnosis: strain ratio vs 5-point scale. Acad Radiol. 2010;10:1227-33.

第 **5** 章　应变力弹性成像检查规范

Christina An. Gkali

■ 患者体位

- 患者仰卧在检查床上,检查时,同侧的手臂上举。
- 仰卧位检查乳房内侧。
- 斜仰卧位(向左或向右)检查乳房外侧,在患者接受检查的一侧身下垫一个泡沫垫。
- 要求患者保持不动,平稳呼吸。
- 在皮肤上涂抹足量凝胶。
- 将线阵探头(4~9MHz)垂直放置在皮肤上。
- 操作者不施加外力。

■ 应变力弹性成像

- 放置好线阵探头(4~9MHz)后开始检查,B 超图像显示感兴趣的病灶,弹性成像的图像来自 B 超图像的原始数据。
- 探头应垂直于患者皮肤。
- 获得最佳的 B 超图像后,通过菜单上的按钮激活应变弹性成像(SE)(取决于所使用的操作系统)。
- 屏幕上双幅显示 B 超图像和弹性图像,观察弹性图像。
- 需要注意的是,如果弹性图像上出现白色闪光点,可能是由于侧方位移过大,加压力度过大或过小所致。
- 观察约 10 秒钟后,按下冻结按钮。
- 通过回放获得理想的图像。
- 西门子 Acuson S2000 系统提供了可用于选择图像的质控指标。一般情况下,数字越大,图像质量越好。对于乳腺而言,大于 55 的质控系数较适宜。关键的是,需要将质控指标与最佳的弹性图像相结合。

- 应变力弹性成像通过绿、红、蓝的连续色阶变化显示组织硬度,可分辨质地软(高应变力=绿色)、质地中等(中等应变力=红色)和质地硬(无应变力=蓝色)的组织(彩色地图 SE)。
- 随后,将感兴趣区域(ROI)放置于病灶内,并将参考 ROI 放置于病灶周边同一深度的脂肪组织中。弹性成像软件会自动计算出应变率(SR)。

■图像采集要点

表 5.1 列出了图像采集要点。

表 5.1　图像采集要点
1.通过改变患者的体位获得与胸壁垂直的平面,得到最佳的扫查切面。
2.当病灶位于外上象限或外下象限时,应使患者转向检查的另一侧,使扫查切面垂直组织。
3.患者需保持不动,呼吸平稳。操作者应随时相应地调整探头位置。
4.感兴趣区域(ROI)应该包括病灶/感兴趣部位周围的区域。使 ROI 占据弹性图像的50%为适宜的成像深度。病灶相对于周围组织的硬度会被计算并显示出来。

注意:针对不同的操作软件和靶目标,操作者必须熟练掌握相应的操作流程,以便获得理想的应变力弹性图像。

主要有三种施力方式:

1.无手动加压。

2.极小幅度震动。

3.明显加压。

本书中图示所应用的操作系统无须手动压迫。

第**4**篇

声辐射力脉冲成像：基本原理与检查规范

第 6 章 声辐射力脉冲成像

Christina An. Gkali

这种成像模式具有客观、无操作者依赖性的优点。这种模式无须施加外力,而是通过超声探头产生瞬时的声辐射力,激发组织发生小幅度的局部位移(1~10μm)。通过常规 B 超成像的脉冲追踪组织位移,观察组织对声辐射力的反应,这一反应与组织的局部硬度密切相关。沿多条图像扫描线重复这一过程,可获得组织位移图像。在声辐射力脉冲成像(ARFI)中,瞬时(0.03~0.4ms)、高强度的"脉冲波"(频率 2.6796MHz)经过探头发射,在组织内传导,于感兴趣区域(ROI)激励内部组织(1~20mm),随后发出一系列诊断强度脉冲(频率 3.08MHz,脉冲重复频率 3~12kHz),可用于追踪由脉冲波激发的 100 处组织位移。ARFI 位移的剪切波速度是可以定量显示的。该速度取决于组织硬度,因而可使用 ARFI 技术评估深部组织的硬度,这一点是无法通过徒手加压弹性成像实现的。

西门子 Acuson S2000 超声诊断仪装载了两种声辐射力弹性成像模式。

■ 声触诊成像

声触诊成像(VTI)与应变力弹性成像类似,提供了可定性的弹性图像。VTI 通过灰阶图像和彩色图像显示所选择的感兴趣区域的相对硬度。但是,VTI 使用 ARFI 使组织产生位移,而不是传统的手动压迫或组织运动。VTI 通过灰阶或彩色编码图像显示用户设定的感兴趣区内组织的相对硬度(图 6.1 和图 6.2)。这一信息是通过计算组织受声脉冲影响产生的位移获得的。相对硬度的检测计算与应变力弹性成像类似。

与传统超声成像的脉冲不同的是,VTI 采用了三步脉冲法。

第一步:在范围较小的 ROI 中采集传统的超声信号作为基线信号。

第二步:沿着该 ROI 的中心施加脉冲力。

第三步:获得另一个传统的超声信号,与基线信号对比,得到组织的位移。

组织的弹性越大,产生的位移也越大。与传统的 B 超图像一样,这一过程是在 ROI 的每一条轴线上重复进行的。

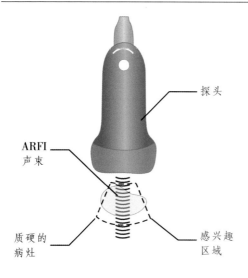

探头

ARFI
声束

质硬的
病灶

感兴趣
区域

图 6.1　声触诊成像通过声脉冲波(蓝色)和回波检测(未显示),依序穿过用户定义的感兴趣区域,从而获得描述组织相对硬度的位移图像。

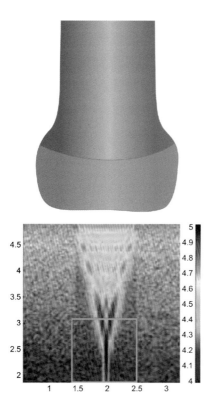

图 6.2　通过彩色编码图像显示声辐射力脉冲的强度:红色代表强度最高,颜色越浅,强度越低。

声触诊成像的灰阶图像

图 6.3 显示声触诊成像的灰阶图像。

声触诊成像的彩色图像

图 6.4 显示声触诊成像的彩色图像。

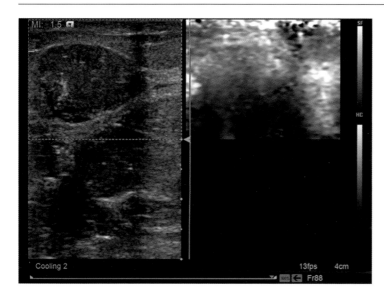

图 6.3 双幅显示 B 超和 VTI 灰阶图像，可见一个椭圆形、稍低回声、边缘清楚且伴有钙化的病灶。在 VTI 灰阶图像中，病灶与周围组织灰度一致。经病理证实为纤维腺瘤。

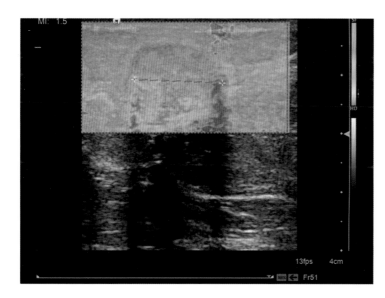

图 6.4 经病理证实的纤维腺瘤(图 6.3)在 VTI 彩色图像中大部分显示为绿色(软)。图像一侧的彩色标尺显示病灶的软硬程度。紫色和绿色代表组织质地软，黄色和红色代表组织质地硬。

VTI 灰阶图像的定性评估

Shuang-Ming 等人研究了 ARFI 成像鉴别肝脏良恶性病灶的诊断效能，描述了四分类的 VTI 图像评估标准。分类如下：

- "偏软"：病灶比周围乳腺组织更白/更亮(图 6.5)。
- "硬度相等"：病灶与周围乳腺组织亮度一致(图 6.6)。
- "偏硬"：病灶比周围乳腺组织更暗(>50%)(图 6.7)。
- "细胞样本"：病灶呈黑白交织的蜂窝状分布(可能是由于肿瘤细胞被多处纤维组织分隔所致)(图 6.8)。

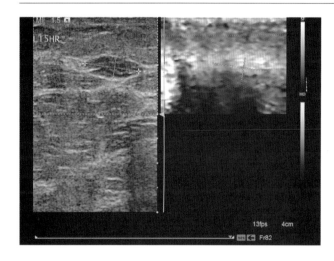

图 6.5　经病理证实的管状腺瘤。B 超图像显示一个椭圆形、低回声、边界清楚的肿物，VTI 灰阶图像显示病灶比周围组织更亮。

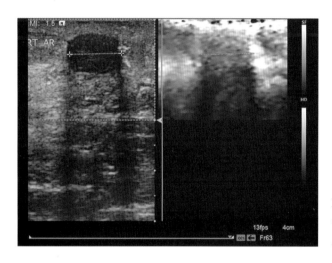

图 6.6　经病理证实的纤维腺瘤伴变性。B 超图像显示一个椭圆形、低回声、边界清楚伴侧方声影的病灶，VTI 灰阶图像显示病灶与周围乳腺组织"硬度相等"。

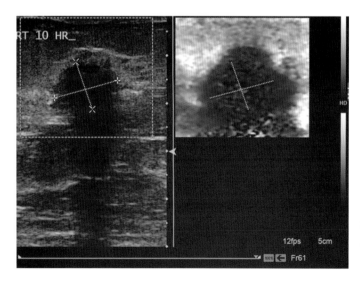

图 6.7　经病理证实的浸润性导管癌Ⅲ级。B 超图像显示一个回声极低、边界模糊伴后方回声衰减的病灶，VTI 灰阶图像显示病灶比周围乳腺组织更暗。

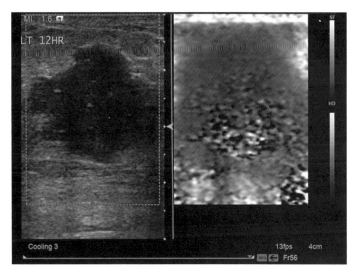

图 6.8 经病理证实的浸润性导管癌Ⅲ级。B 超图像显示一个极低回声、边界模糊有毛刺、伴微钙化的肿物，VTI 灰阶图像表现为典型的"细胞样本"特征。

Bai M 等人在 2015 年对运用 ARFI 技术对不同大小的乳腺实性肿瘤进行鉴别诊断的最有效特征进行了研究，并描述了应用于 VTI 灰阶图像分类的四种模式。

根据 Bai M 等人的研究，四种模式如下：

• 模式 1：VTI 灰阶图像描绘的明亮区域与 B 超图像中的病灶相对应（图 6.9）。

• 模式 2：对应于 B 超图像中的病灶位置，VTI 灰阶图像中未见明确的灰度增强或减低区域（图 6.10）。

• 模式 3：VTI 灰阶图像描绘的暗（灰色）区域与 B 超图像中的病灶相对应（图 6.11）。

• 模式 4：VTI 灰阶模式图像描绘的暗（黑色）区域与 B 超图像中的病灶相对应（图 6.12）。

请注意，本书所有临床病例均根据 Tian 等人的分类进行评估。

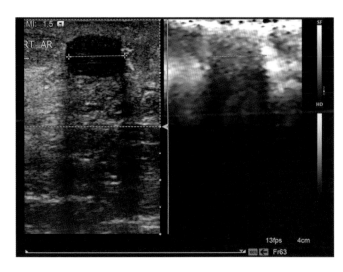

图 6.9 VTI 灰阶图像描绘的明亮区域，与 B 超图像中的低回声病灶相对应。

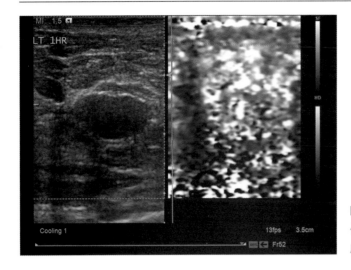

图 6.10　对应于 B 超图像中的病灶位置,VTI 灰阶图像中未见明确的灰度增强或减低区域。

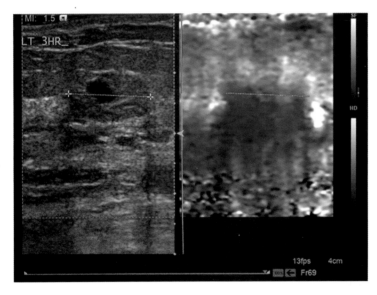

图 6.11　VTI 灰阶图像描绘的暗(灰色)区域与 B 超图像中的混合病灶 (囊实性区)相对应。

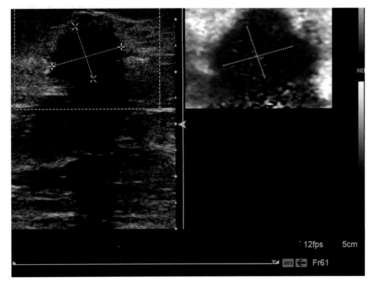

图 6.12　VTI 灰阶模式图像描绘的暗(黑色)区域与 B 超图像中的极低回声病灶相对应。

VTI 彩色图像评估

除了 VTI 灰阶图像外,还有一种彩色成像,根据硬度从软到硬编码为紫色、蓝色、绿色、黄色和红色。绿色代表超声取样框中组织的平均硬度。红色和黄色代表 ROI 区域的组织硬度比平均硬度大(图 6.13 和图 6.14)。紫色和蓝色代表 ROI 区域的组织硬度小于平均硬度(图 6.15)。

■ 声触诊组织量化

将剪切波速度测量与 ARFI 脉冲相结合,声触诊组织量化(VTQ)技术直接测量组织的硬度而不是与周围组织的相对硬度。声波脉冲推挤位于其传导路径上的组织,产生了剪切波。剪切波的传播方向与声波脉冲的方向垂直(图 6.16)。在组织中,剪切波的传导速度为 1~10m/s,该速度足够慢,可以通过探测光束进行采样。组织弹性与相应的剪切波速

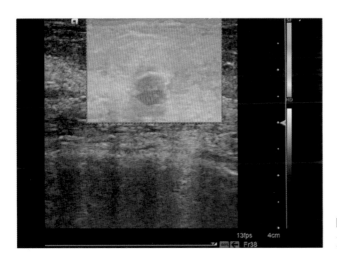

图 6.13 经病理证实的浸润性导管癌 Ⅲ 级,ROI 显示为红色。

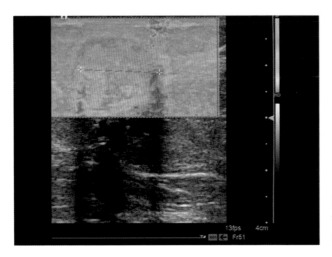

图 6.14 经病理证实的纤维腺瘤,在 VTI 彩色图像中大部分是黄色,但仍有部分绿色区域。

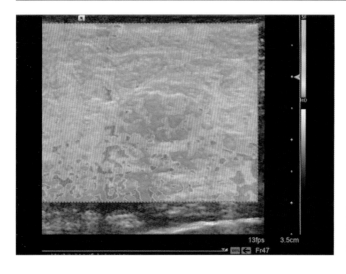

图 6.15　经病理证实的纤维腺瘤,在 VTI 彩色图像中大部分是紫色,但仍有部分绿色和蓝色区域。

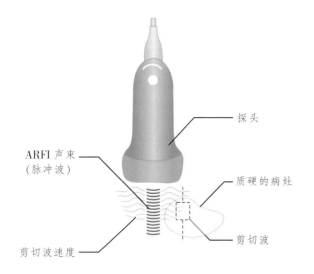

图 6.16　声触诊组织量化技术利用声波脉冲(蓝色)产生穿过用户定义的 ROI 区域的剪切波(绿色)。在多个位置施加检测脉冲,并显示到达时间,可定量分析剪切波的传播速度并与组织硬度相关联。

度密切相关。通过观察到达多个位置的剪切波,并将这些位置与到达时间相关联,就可以计算 ROI 区域的剪切波速度。

超声传感器既产生聚焦的 ARFI 光束又接收回波信号。ARFI 光束在组织内特定深度信号最强。随着组织与 ARFI 光束的距离增加,组织位移的幅度减小,且在相同空间位置上的位移幅度随时间发生改变(图 6.17)。

将 ROI 放置于病灶及相同深度的邻近乳腺组织(如可行),能够获得相应的 VTQ 值(剪切波速度,m/s)。剪切波在硬的组织中传播更快(图 6.18 和图 6.19)。

Tozaki M 等人联合应用弹性成像技术和 ARFI 组织量化技术对乳腺肿物进行鉴别诊断,如选择 3.6m/s(38kPa)作为剪切波速度的诊断界值,则诊断乳腺肿物的敏感性为 91%,特异性为 80.6%(图 6.20 和图 6.21)。

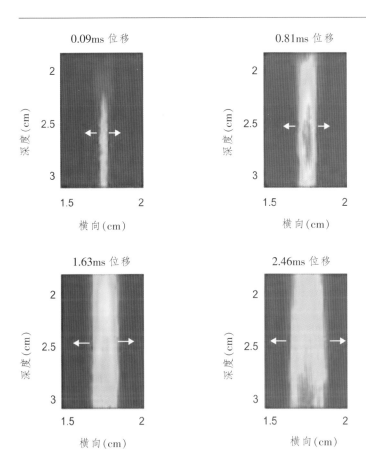

图 6.17　ARFI 发射之后组织位移信息(包括空间位置和幅度)的图示。这四幅图像显示了 ARFI 停止发射后的四个时间点(0.09ms、0.81ms、1.63ms和 2.46ms)的组织位移信息。四幅图像的空间标尺是一致的,每幅图像中的箭头显示发生位移的组织在垂直于 ARFI 光束方向上向外移动的空间位置。

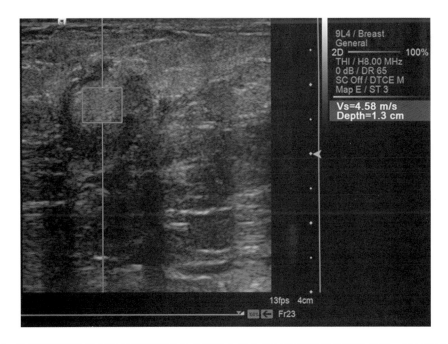

图 6.18　经病理证实的浸润性导管癌Ⅲ级合并伴微小钙化的导管原位癌(DCIS)Ⅲ级。通过自动计算病灶内的剪切波速度为 4.58m/s。

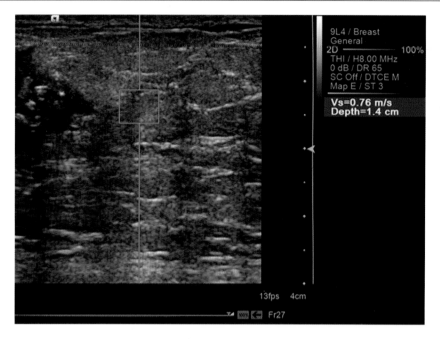

图 6.19　与图 6.18 所示病灶相同深度的相邻乳腺组织的剪切波速度为 0.76m/s。

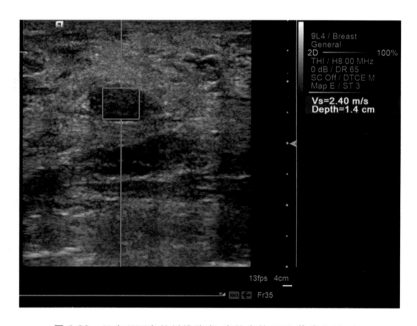

图 6.20　经病理证实的纤维腺瘤，病灶内的 VTQ 值为 2.40m/s。

■声触诊组织定量成像

声触诊组织定量成像(VTIQ)的优势在于通过同一幅图像实现对硬度的定性和定量

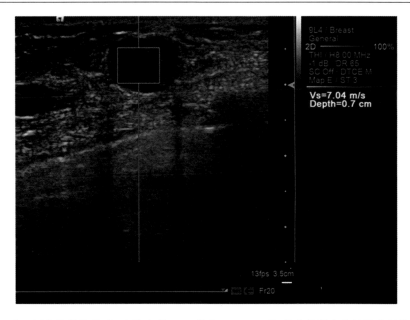

图 6.21　经病理证实的导管腺癌,病灶内的 VTQ 值为 7.04m/s。注意病灶具有良性肿瘤的特征(边界清晰,侧方声影)。

评估。用户定义一个二维的 ROI,代表多点位置的剪切波速度。该图像由一个含有 256 条采集声束的脉冲序列组成。系统根据指令依次获得每条声束的噪声水平、若干参考向量、实施 ARFI 激发以及数量相对较多的跟踪向量。这一程序发生在一个定点位置,随之获得沿光束方向不同深度的剪切波传播时间的估计值。通过改变检测矢量的位置进行类似的数据采集,获得与第一次检测位置不同的新的剪切波速度线。这条线位于检测位置中间。

　　为了获得剪切波速度图像,上述的序列事件在 ROI 内的每条线重复发生(图 6.22)。

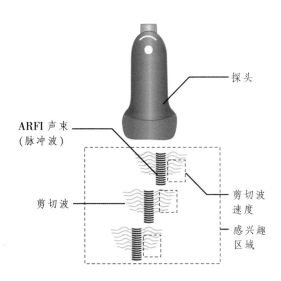

图 6.22　声触诊量化成像利用多个声脉冲波(蓝色)和多个探测脉冲,提供整个感兴趣区域内而非单一位置的组织硬度量化数据。

在 ROI 进行上述序列的重复时,ARFI 激励点和检测点之间的距离设置为常数。因此,剪切波速度的估算是基于传播时间和不同位置传播时间差的函数。VTIQ 可以显示为四种独立的剪切波模式:

1.速度。

2.质量。

3.时间。

4.位移。

这些显示模式有助于用户了解剪切波的复杂特性,避免混淆对标准剪切波速度显示图像的解读。剪切波的质控模式有助于了解剪切波是否具有足够幅度和满意的信噪比(SNR),能够实现对速度模式下剪切波速度的准确评估。剪切波位移显示弹性差的组织剪切波速度大。这些显示模式互相结合可以提供一些额外信息,能够更好地理解剪切波位移特征。

注意:我们的系统暂未装载 VTIQ 软件,因此在该版不做介绍。再版时可能会对此进行补充。

推荐读物

Bai M, Zhang HP, Xing JF, et al. Acoustic radiation force impulse technology in the differential diagnosis of solid breast masses with different sizes: which features are most efficient? Biomed Res Int. 2015;2015:410560.

Barr RG, Nakashima K, Amy D, et al. WFUMB guidelines and recommendations for clinical use of ultrasound elastography: Part 2: breast. Ultrasound Med Biol. 2015;41 (5):1148-60.

Meng W, Zhang G, Wu C, et al. Preliminary results of acoustic radiation force impulse (ARFI) ultrasound imaging of breast lesions. Ultrasound Med Biol. 2011;37(9):1436-43.

Rosen J, Brown J, De S, et al. Biomechanical properties of abdominal organs in vivo and postmortem under compression loads. J Biomech Eng. 2008;130:021020.

Shuang-Ming T, Ping Z, Ying Q, et al. Usefulness of acoustic radiation force impulse imaging in the differential diagnosis of benign and malignant liver lesions. Acad Radiol. 2011;18(7):810-5.

Tozaki M, Isobe S, Sakamoto M. Combination of elastography and tissue quantification using the acoustic radiation force impulse (ARFI) technology for differential diagnosis of breast masses. Jpn J Radiol. 2012;30(8):659-70.

Wellman P, Howe RH, Dalton E, et al. Breast tissue stiffness in compression is correlated to histological diagnosis. Harvard Biorobotics Laboratory Technical Report, 1999. [online] Available from https:// biorobotics. harvard.edu/pubs/1999 /mechprops.pdf. [Accessed March, 2017].

第**7**章 声辐射力脉冲成像检查规范

Christina An. Gkali

■患者体位

- 患者仰卧在检查床上,检查时,同侧的手臂上举。
- 仰卧位检查乳房内侧。
- 斜仰卧位(向左或向右)检查乳房外侧,在患者接受检查的一侧身下垫一个泡沫垫。
- 要求患者保持不动,平稳呼吸。
- 在皮肤上涂抹足量凝胶。
- 将线阵探头(4~9MHz)垂直放在皮肤上。
- 操作者不施加外力。

■声触诊组织成像检查规范

- 要求患者屏住呼吸。
- 选择声触诊组织成像(VTI),感兴趣区域要包含整个病灶。按下"选择"按钮,获得VTI的黑白图像,双幅显示在屏幕上,左边是 B 超图像,右边是弹性图像。
- 超声医师可以选择连按两次"选择"按钮获得 VTI 的彩色图像。感兴趣区域包含病灶及周边组织,根据所选区域彩色分布情况,比较病灶与周围组织的硬度,紫色代表软的组织,绿色代表中等硬度的组织,红色代表硬的组织。

■声触诊组织定量(VTQ)检查规范

- 对探头施加轻微的压迫力。
- 要求患者屏住呼吸。
- 选择声触诊组织定量(VTQ),将 ROI 置于病灶内。通过软件自动计算,获得病灶内

的剪切波速度(按 m/s 的单位记录)。然后将 ROI 置于与病灶同一深度的相邻脂肪组织,
获得相应的剪切波速度。

图像采集要点

表 7.1 列出了图像采集要点。

表7.1　图像采集要点
1. ROI 的选择必须包括周围的乳腺组织。
2. 不应提前通过探头对组织施加压力(仅可施加极轻微的压力),因为组织的硬度可能因此受到影响(硬度增加)。
3. 患者需保持不动且平静呼吸。操作者应根据具体情况调整探头。
4. 有时无法获得声触诊组织定量(VTQ)数值,图像显示为 X.XXm/s(图 7.1)。这种情况可能是由于操作者移动、患者呼吸、感兴趣区域(ROI)放置错误(例如选择了病灶中的坏死区或囊性部分)造成的,也可能是组织硬度过大,超出了仪器的测量范围。
5. 并非所有的癌都是硬的(如黏液癌),也并非所有的良性病灶都是软的(图 7.2)。

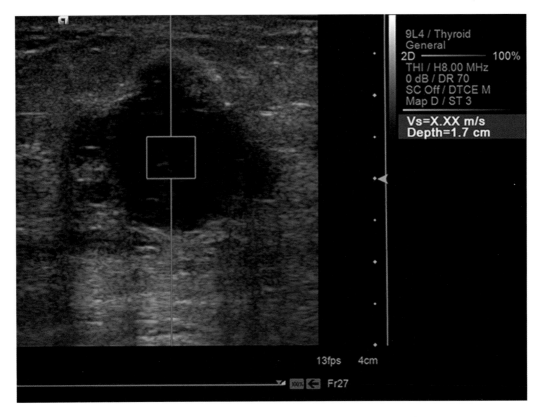

图 7.1　经病理证实的浸润性导管癌Ⅲ级。VTQ 数值无法测量,记录为 X.XXm/s。

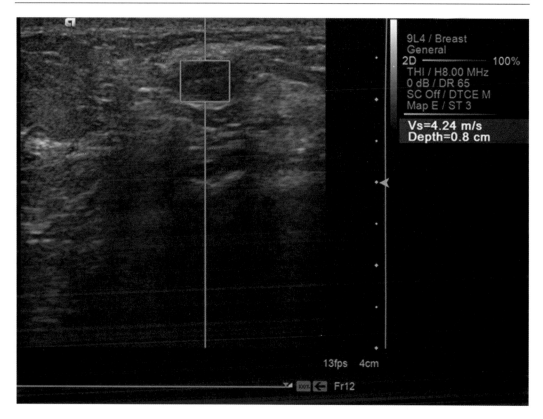

图 7.2 经病理结果证实的高度纤维化。受微小钙化灶的影响,VTQ 数值偏高(4.24m/s)。

推荐读物

Barr RG. Shear wave imaging of the breast: still on the learning curve. J Ultrasound Med. 2012;31:347-50.

Cosgrove D, Piscaglia F, Bamber J, et al. EFSUMB guidelines and recommendations on the clinical use of ultrasound elastography. Part 2: clinical applications. Ultraschall Med. 2013;34:238-53.

Krouskop TA, Wheeler TM, Kallel F, et al. Elastic moduli of breast and prostate tissues under compression. Ultrason Imaging. 1998;20:260-74.

Samani A, Zubovits J, Plewes D. Elastic moduli of normal and pathological human breast tissues: an inversion-technique-based investigation of 169 samples. Phys Med Biol. 2007;52:1565-76.

第 5 篇

乳腺超声弹性成像报告建议

第 **8** 章 乳腺超声弹性成像报告

Christina An. Gkali

通常情况下,超声弹性成像报告应该具有以下特征:

- 准确。

- 提供有效信息。

- 简明扼要。

- 通俗易懂。

首先,必须描述弹性成像评估的病灶情况,包括二维超声特点、方位、精确位置(包括钟面标记及距乳头的距离)。

随后,根据检查规范进行弹性成像检查,并按下列标准进行评估。

■ 应变力成像

应变力成像报告中应包含如下信息:

1.硬度定性评估的方法

- 弹性评分:

  - 弹性评分 1~3:肿块可能是良性。

  - 弹性评分 4~5:肿块可能是恶性。

- EI/B 比率评估(见应变力成像,第 4 章):

  - EI/B<1:肿块可能是良性。

  - EI/B≥1:肿块可能是恶性。

2.硬度半定量评估的方法

- 应变率比值是自动输出的(见检查规范,第 4 章):

  - 应变率比值<2.27:肿块可能是良性。

  - 应变率比值>2.27:肿块可能是恶性。

▎声辐射力脉冲成像

声辐射力脉冲成像(ARFI)应该包括如下信息。

声触诊组织成像的评估

1.灰阶

- "偏软"或"硬度相等":肿块可能是良性。
- "偏硬"或"蜂窝状结构":肿块可能是恶性。

2.彩色图像

- 紫色、蓝色、绿色:肿块是软的。
- 黄色、红色:肿块是硬的。

声触诊组织量化的评估

- 病灶内的声触诊组织量化(VTQ)值小于 3.6m/s:肿块可能是良性。
- 病灶内的 VTQ 值大于 3.6m/s:肿块可能是恶性。

乳腺弹性成像报告模板	
检查日期	医院 检查室
乳腺弹性成像	
患者信息	**临床表现**
姓名:	触诊
年龄:	结节
病史(家族史及既往史):	疼痛
	钼靶检查

(待续)

乳腺弹性成像报告模板(续)

应变力成像	声脉冲辐射力成像(ARFI)
弹性评分:	声触诊组织成像(VTI)
1~3	灰阶:
4~5	偏软
EI/B 比值:	等硬度
<1	偏硬
≥1	蜂窝状结构
应变比:	彩色图像:
<2.27	紫色,蓝色,绿色
>2.27	黄色-红色
	声触诊组织量化值:
	<3.6m/s
评论/评估	操作者/签名

推荐读物

Barr RG. Real-time ultrasound elasticity of the breast: initial clinical results. Ultrasound Q. 2010;26:61-6.

Fischer T, Peisker U, Fiedor S, et al. Significant differentiation of focal breast lesions: raw data-based calculation of strain ratio. Ultraschall Med. 2012;33:372-9.

Itoh A, Ueno E, Tohno E, et al. Breast disease: clinical application of US elastography for diagnosis. Radiology. 2006;239:341-50.

Shuang-Ming T, Ping Z, Ying Q, et al. Usefulness of acoustic radiation force impulse imaging in the differential diagnosis of benign and malignant liver lesions. Acad Radiol. 2011;18(7):810-5.

Tozaki M, Isobe S, Sakamoto M. Combination of elastography and tissue quantification using the acoustic radiation force impulse (ARFI) technology for differential diagnosis of breast masses. Jpn J Radiol. 2012;30(8):659-70.

第 **6** 篇

乳腺良恶性病变
解读

第 **9** 章 乳腺良性病变解读

Maria Sotiropoulou

病例 1：每年进行常规体检的 52 岁女性，接受二维超声和应变性弹性成像检查。

触诊：无临床可触及的肿块。

二维超声表现如图 9.1 所示。

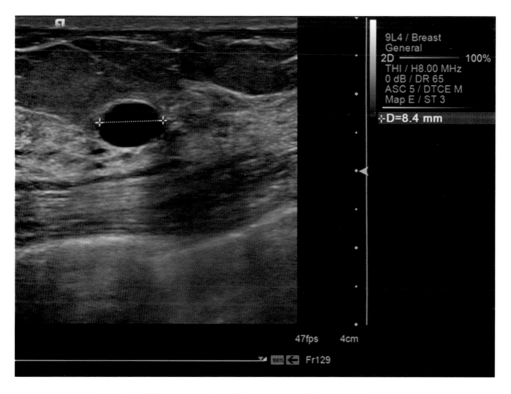

图 9.1 多发的无回声、壁薄、非复杂性囊肿，最大直径 8.4mm。

灰阶应变力弹性成像表现如图 9.2 所示。

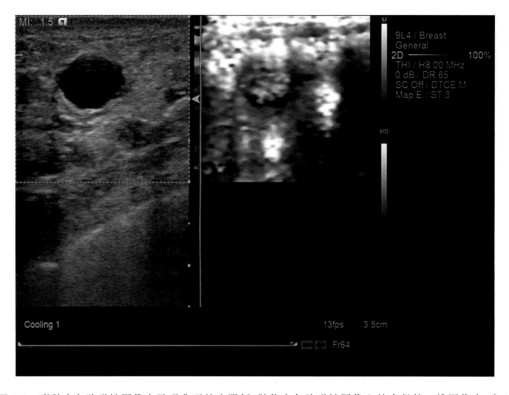

图 9.2　囊肿在灰阶弹性图像中呈现典型的牛眼征(肿物在灰阶弹性图像上的直径较二维图像小,中心为白色伴周边黑色环)(西门子设备)。

病例 2:20 岁女性,因右侧乳腺可触及有明显疼痛的肿块而就诊。

触诊:临床可触及直径约 2cm 的肿块,伴乳房局部的红肿热痛。

二维超声表现如图 9.3 所示。

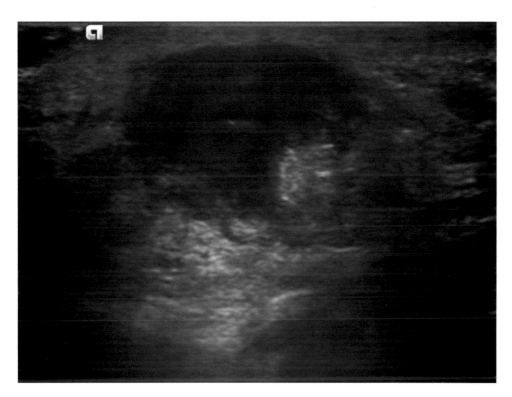

图 9.3　二维超声显示一个最大直径为 2cm 的混合性肿块(无回声区内混杂其他回声),边缘不规则,后方回声增强,内部未见分隔。

彩色多普勒超声表现如图 9.4 所示。

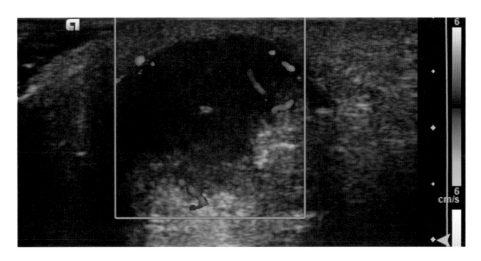

图 9.4　彩色多普勒超声显示病灶周边血流信号增加。临床触诊结合超声检查提示病灶为脓肿。患者接受了脓肿引流治疗。

弹性评分如图 9.5 所示。

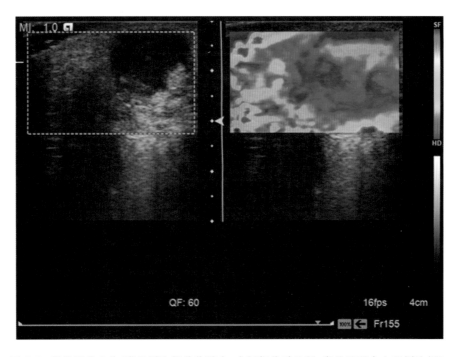

图 9.5　弹性评分 3 分(病灶周边部分位移大,中间部分质地硬,病灶呈现中心蓝周边绿)。

应变率计算如图 9.6 所示。

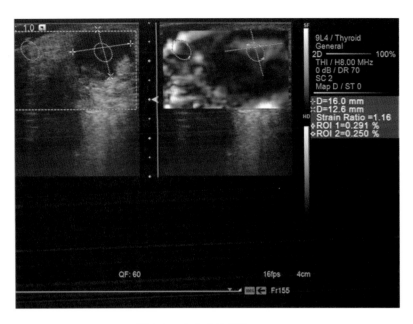

图 9.6　应变率比值为 1.16。

病灶内的声触诊组织定量(VTQ)如图 9.7 所示。

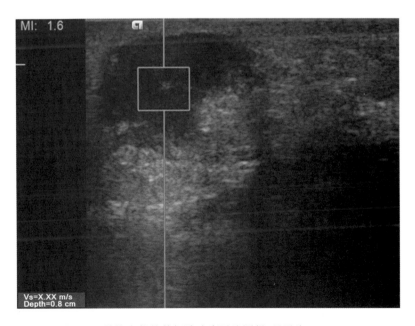

图 9.7　肿块内部的剪切波速度无法测得，显示为 X.XXm/s。

病理结果如图 9.8 所示。

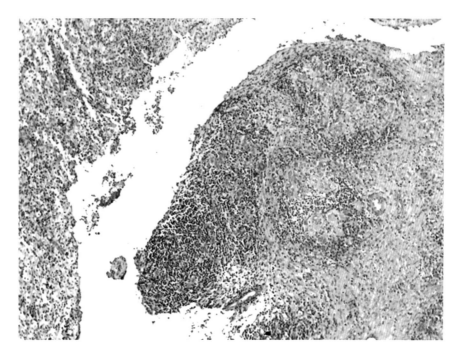

图 9.8　乳腺组织呈慢性炎性反应,内见淋巴细胞、浆细胞和中性粒细胞浸润。

■结论

弹性成像结果和病理结果是一致的。

注意:脓肿内部成分的异质性,可能导致病灶内的信号无法检测,因而不能获得病灶内部的 VTQ 值,只能显示为 X.XXm/s。

病例 3：42 岁女性通过钼靶筛查发现乳腺肿物，行进一步检查。

触诊：右侧乳晕区可触及无痛性肿块。

二维超声表现如图 9.9 所示。

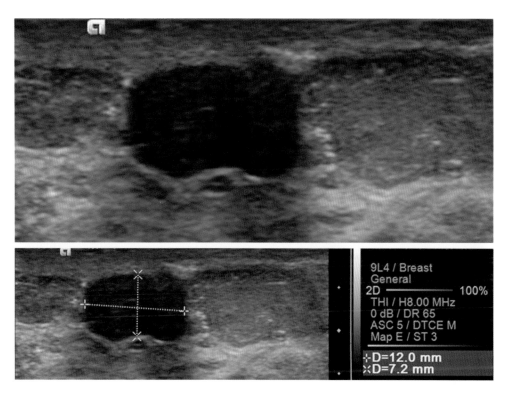

图 9.9　二维超声显示为一个低回声、边缘清楚、有包膜的肿块，最大直径 1.2cm。

彩色多普勒超声表现如图 9.10 所示。

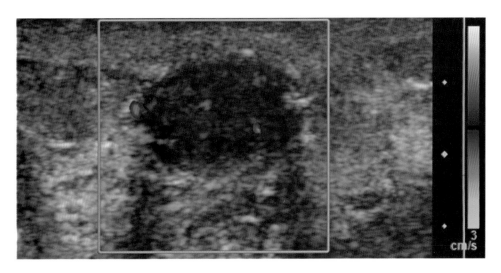

图 9.10　彩色多普勒图像显示病灶内少许血流信号。

弹性评分如图 9.11 所示。

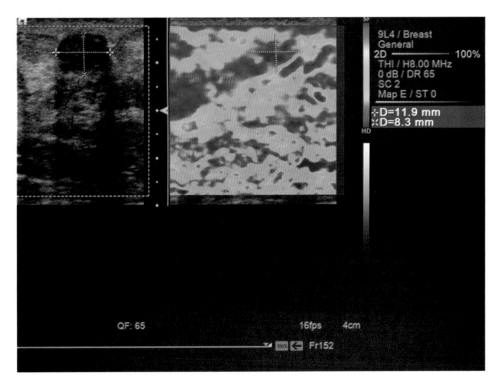

图 9.11　弹性评分 3 分。

应变率比值如图 9.12 所示。

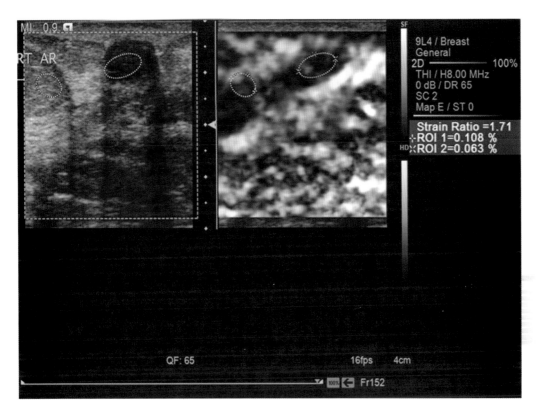

图 9.12　应变率比值为 1.71。

声触诊组织成像(VTI)灰阶图像如图 9.13 所示。

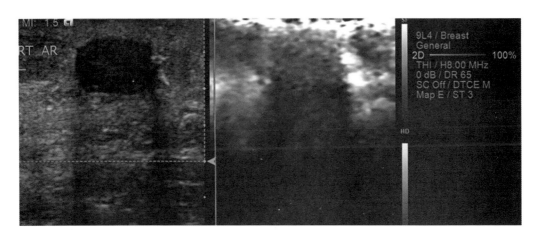

图 9.13　VTI 灰阶图像显示病灶硬度与周围正常组织相似。

声触诊组织成像(VTI)彩色图像如图 9.14 所示。

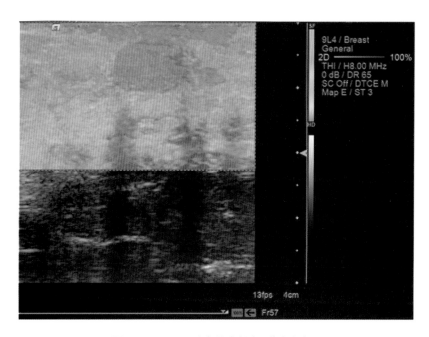

图 9.14　VTI 显示病灶为绿色、紫色相间。

病灶的声触诊组织定量(VTQ)如图 9.15 所示。

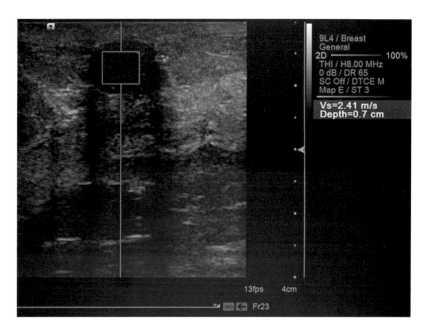

图 9.15　病灶内部剪切波速度为 2.41m/s。

病灶周边组织的声触诊组织定量(VTQ)如图 9.16 所示。

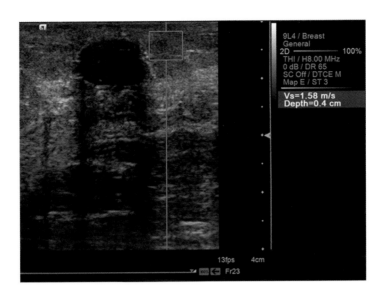

图 9.16　病灶周边组织剪切波速度为 1.58m/s。

病理结果如图 9.17 所示。

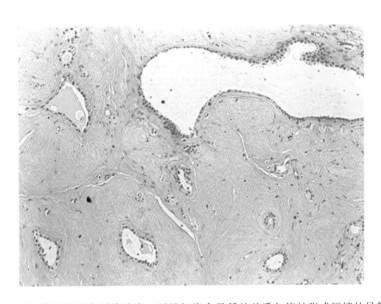

图 9.17　病理结果为纤维腺瘤。可见细胞含量低的基质包绕扩张或压缩的导管。

■结论

弹性成像结果显示为良性,与病理结果一致。

病例 4:55 岁女性患者。

　　触诊:左侧乳房 3 点钟位置触及无痛性肿块。

　　二维超声表现如图 9.18 所示。

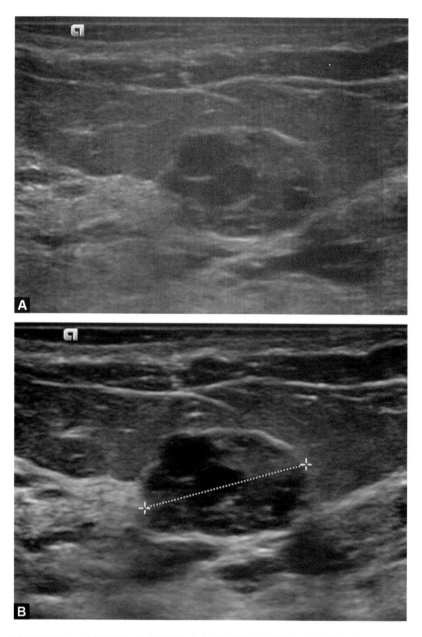

图 9.18　二维超声显示一个椭圆形、边缘清楚、有包膜的混合性肿块(实性肿块内可见囊性成分),最大直径为 1.5cm。

彩色多普勒超声表现如图 9.19 所示。

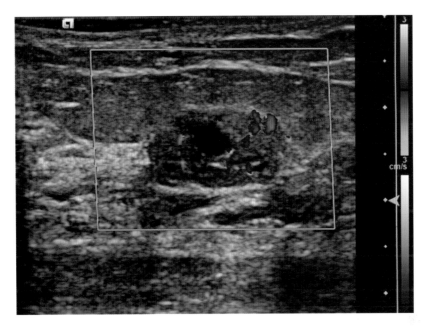

图 9.19　彩色多普勒显示病灶实性部分可见少许血流信号。

应变率比值如图 9.20 所示。

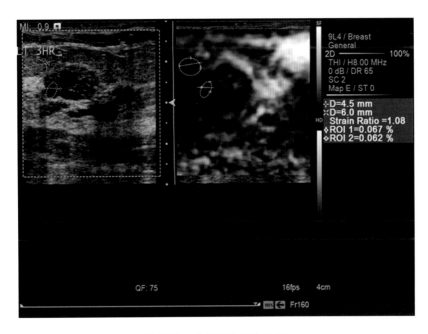

图 9.20　应变率比值为 1.08。

注意:感兴趣区域(ROI)仅包含病灶实性部分(不包含囊性部分)。

声触诊组织成像(VTI)灰阶图像如图 9.21 所示。

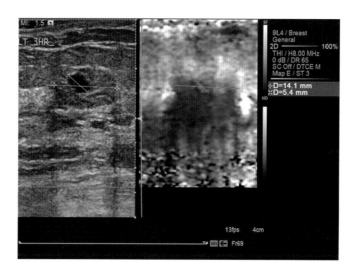

图 9.21 VTI 灰阶图像显示病灶实性部分与周围组织灰度相近。

注意:结节囊性部分表现出典型的牛眼征。

声触诊组织成像(VTI)彩色图像如图 9.22 所示。

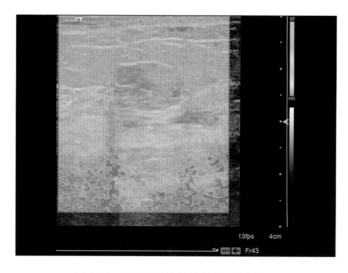

图 9.22 VTI 显示结节为绿色(质地软)。

病灶内部的声触诊组织定量(VTQ)如图 9.23 所示。

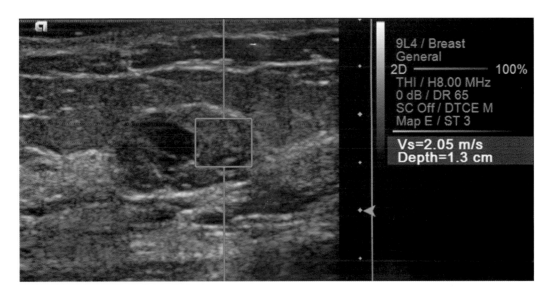

图 9.23　病灶内部剪切波速度为 2.05m/s。

注意:ROI 仅置于病灶的实性部分。

病灶周边组织的声触诊组织定量(VTQ)如图 9.24 所示。

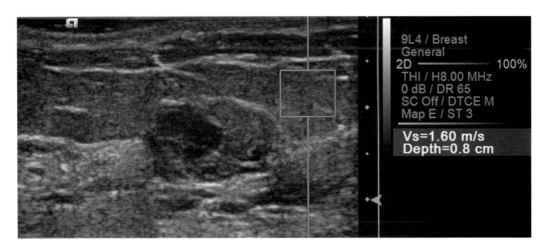

图 9.24　与病灶相同深度正常组织的剪切波速度为 1.60m/s。

病理结果如图 9.25 所示。

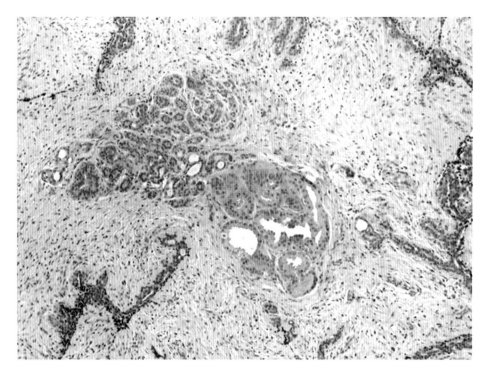

图 9.25　病理结果为复杂性纤维腺瘤伴大汗腺化生。

■结论

弹性成像与病理结果一致,提示病灶良性可能性大。

很重要的一点是,在进行混合性病灶硬度评估时,ROI(应变率,VTQ 值)均须放在病灶的实性部分。

病例 5:48 岁女性进行了钼靶筛查。

钼靶成像结果如图 9.26 所示。

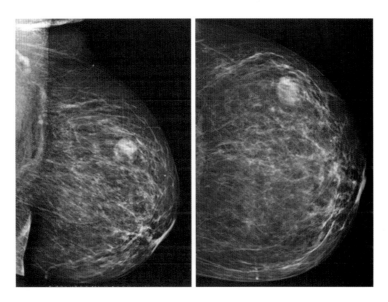

图 9.26　左侧乳腺,轴位(CC)和斜轴位(MLO)显示为一个密度高低不均的结节。

二维超声结果如图 9.27 所示。

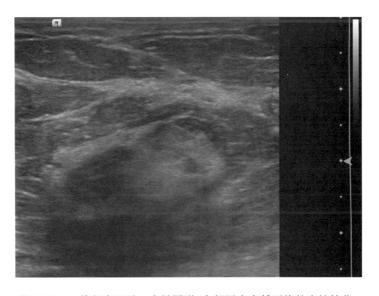

图 9.27　二维超声显示一个椭圆形、内部回声高低不均的实性结节。

彩色多普勒超声结果如图 9.28 所示。

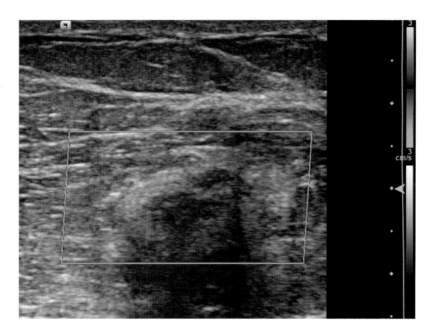

图 9.28　病灶内无血流信号。

弹性评分如图 9.29 所示。

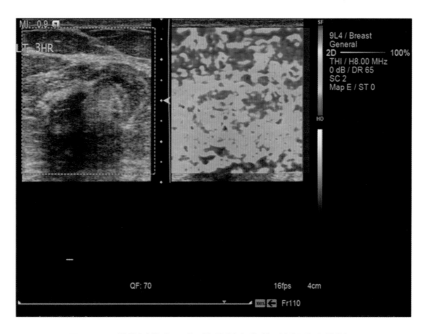

图 9.29　弹性评分为 2 分(整体硬度偏软,局部质地稍硬)。

声触诊组织成像(VTI)彩色图像如图 9.30 所示。

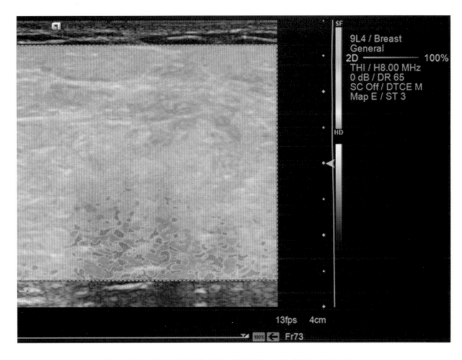

图 9.30　VTI 显示结节为紫蓝绿三色相间(质地软)。

病灶内部的声触诊组织定量(VTQ)如图 9.31 所示。

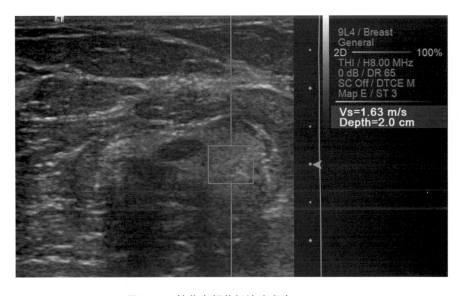

图 9.31　结节内部剪切波速度为 1.63m/s。

病理结果如图 9.32 所示。

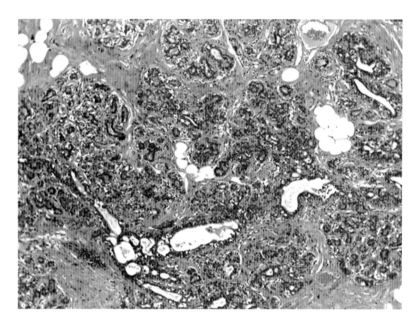

图 9.32　病理结果为腺病伴腺导管上皮细胞增生。

■结论

弹性成像结果提示病灶为良性,与病理结果一致。

病例 6：35 岁女性左乳可触及肿块，进一步检查。

触诊：左乳可触及直径 3cm 的无痛性肿块。

钼靶结果如图 9.33 所示。

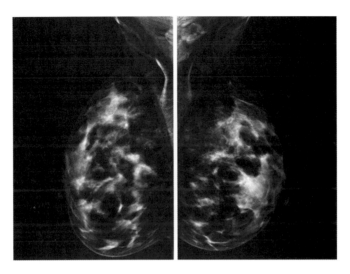

图 9.33　双侧乳腺钼靶(DM)，依据美国放射学会(ACR)制订的标准，显示乳腺致密程度为 3 级，BI-RADS 分类 0 类。需要其他影像学的进一步检查。

二维超声结果如图 9.34 所示。

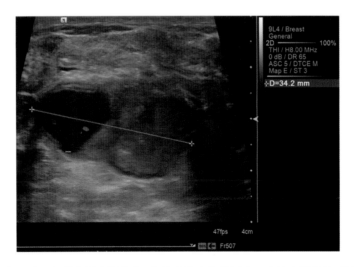

图 9.34　二维超声显示一个囊实混合性肿块(实性部分为稍低回声)，病灶边缘清楚，纵横比小于 1，病灶内未见钙化，后方回声无衰减。

彩色多普勒超声结果如图 9.35 所示。

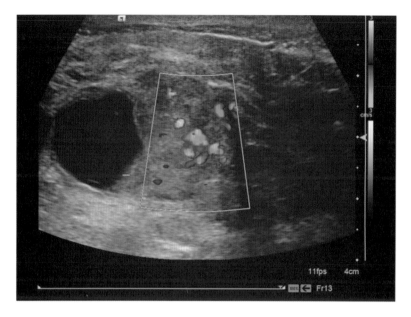

图 9.35　彩色多普勒超声显示病灶内实性部分丰富的血流信号。

弹性评分如图 9.36 所示。

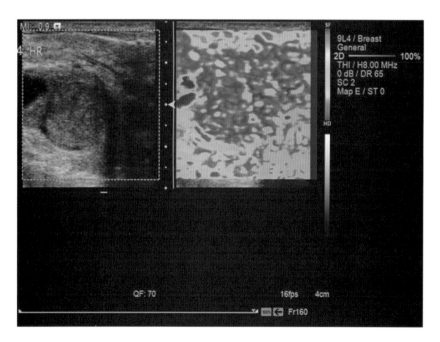

图 9.36　病灶实性部分评分为 2 分(质地软硬不均)。

应变率比值计算如图 9.37 所示。

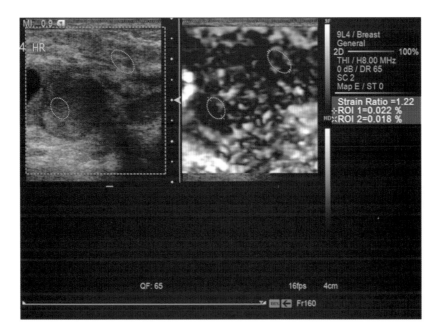

图 9.37 应变率比值为 1.22(ROI 置于病灶实性部分)。

灰阶(VTI)图像如图 9.38 所示。

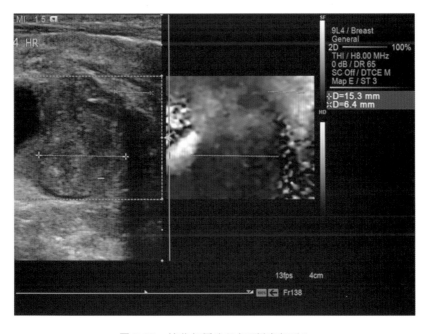

图 9.38 结节与周边组织"硬度相近"。

病灶内的声触诊组织定量(VTQ)如图 9.39 所示。

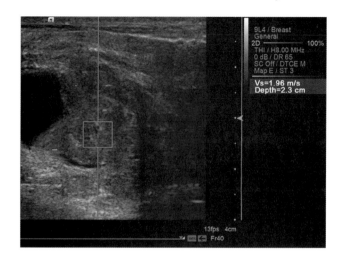

图 9.39 结节内实性部分的剪切波速度为 1.96m/s。

病理结果如图 9.40 所示。

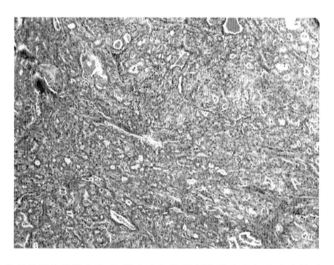

图 9.40 病理结果为腺肌上皮瘤,肌上皮细胞层围绕腺上皮细胞形成管型 A-EX100。

▌结论

弹性成像显示为良性,与病理结果一致。

推荐读物

Gkali CA, Chalazonitis AN, Feida E, Dimitrakakis C, Sotiropoulou M.Breast Adenomyoepithelioma: Ultrasonography, Elastography, Digital Mammography, Contrast-Enhanced Digital Mammography, and Pathology Findings of This Rare Type of Breast Tumor. Ultrasound Q. 2015 Sep;31(3):185-8.

病例 7:42 岁女性左乳 5 点钟方向发现肿物,进行二维超声及弹性成像检查。

钼靶结果如图 9.41 所示。

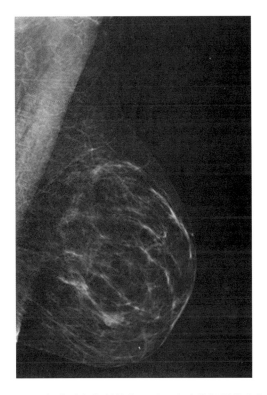

图 9.41 左侧乳腺钼靶斜轴位显示一个边缘规则的致密影。

二维超声结果如图 9.42 所示。

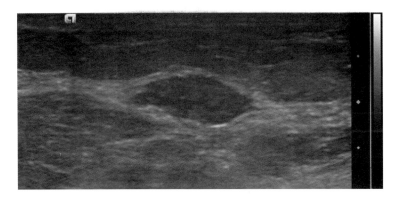

图 9.42 二维超声显示一个椭圆形、低回声、边缘规则、有包膜的肿块。

彩色多普勒超声结果如图 9.43 所示。

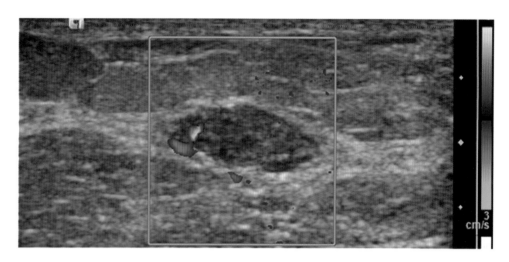

图 9.43　彩色超声显示病灶周边少许血流信号。

应变率比值计算如图 9.44 所示。

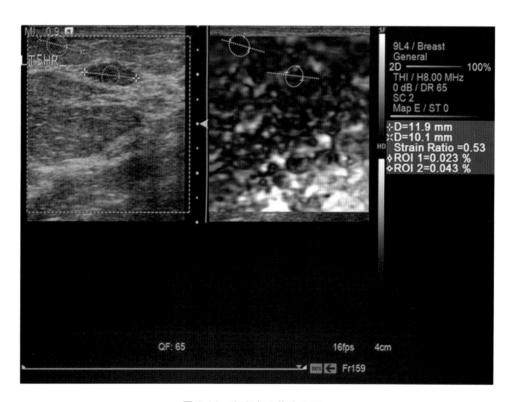

图 9.44　应变率比值为 0.53。

灰阶(VTI)图像如图 9.45 所示。

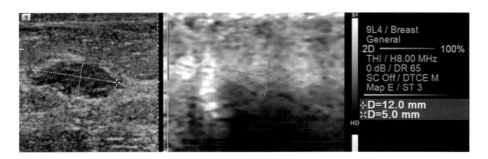

图 9.45　VTI 成像显示结节与周边乳腺组织硬度相近。

声触诊组织成像(VTI)彩色图像如图 9.46 所示。

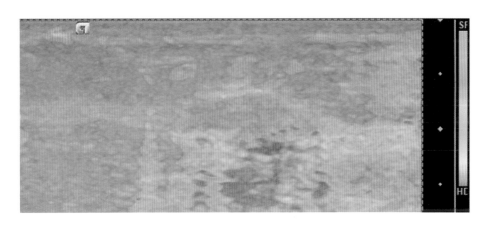

图 9.46　结节大部分为绿–紫两色相间。

病灶内的声触诊组织定量(VTQ)如图 9.47 所示。

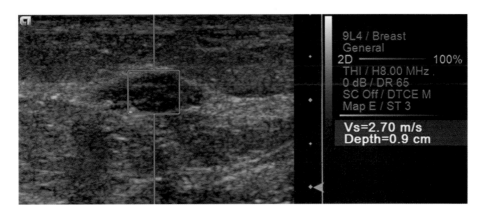

图 9.47　结节内实性部分剪切波速度为 2.70m/s。

病灶周边乳腺组织的 VTQ 如图 9.48 所示。

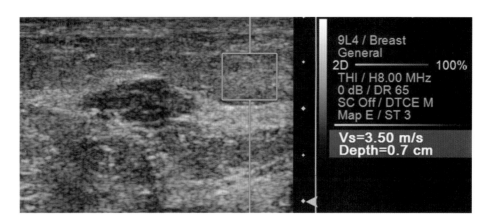

图 9.48　周边同等深度组织的剪切波速度为 3.50m/s。

病理结果如图 9.49 所示。

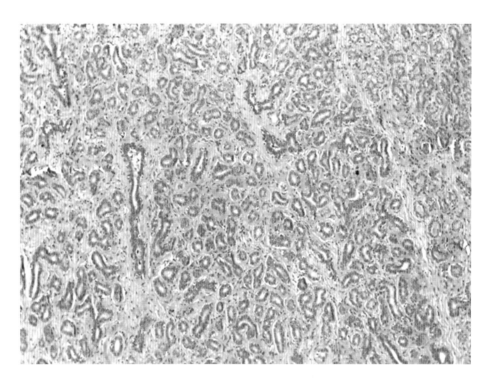

图 9.49　病理结果为管状腺瘤,纤维腺瘤伴腺泡增生活跃。

■ 结论

弹性成像结果与病理结果一致。

病例 8:12 岁女性,右乳发现无痛性肿物,进行性增大 3 个月就诊。

触诊:右乳发现一个大小为 15cm×13cm 的质硬不柔软的可活动性肿块。

二维超声结果如图 9.50 所示。

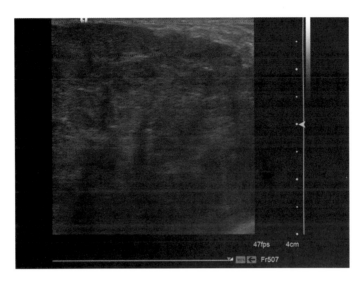

图 9.50 二维超声显示一个有包膜、边缘规则、小分叶、等-低回声的肿块,其内可见少许囊性成分。病灶内既无微钙化,病灶后方亦未见声影。

彩色多普勒超声结果如图 9.51 所示。

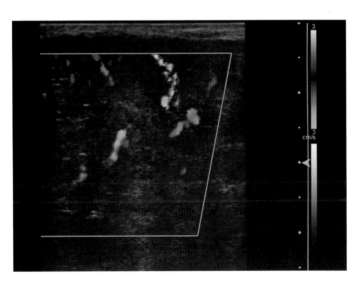

图 9.51 彩色超声显示病灶内丰富的血流信号。

灰阶 VTI 图像如图 9.52 所示。

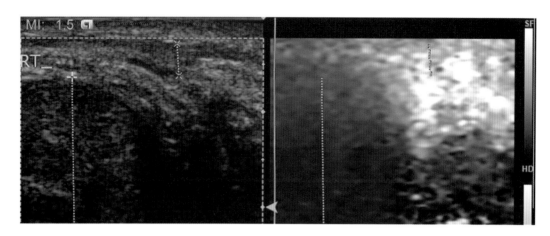

图 9.52　结节与周边组织硬度一致。

彩色 VTI 图像如图 9.53 所示。

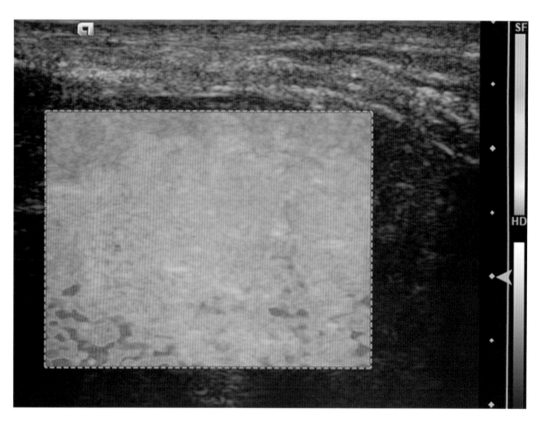

图 9.53　结节大部分为绿色(软)伴少许黄–红色(硬)。

病灶的声触诊组织定量(VTQ)如图 9.54 所示。

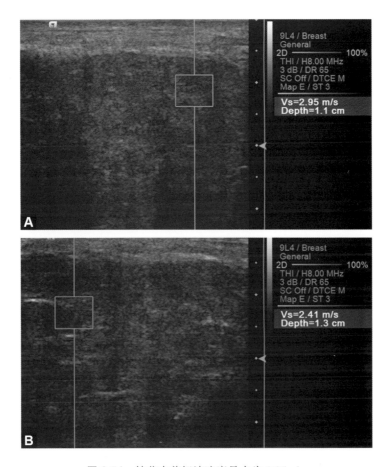

图 9.54　结节内剪切波速度最大为 2.95m/s。

周边组织的声触诊定量(VTQ)结果如图 9.55 所示。

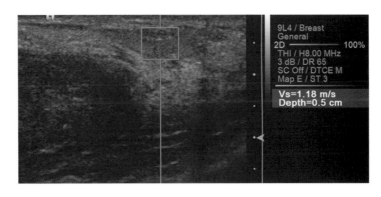

图 9.55　肿块周边正常组织剪切波速度为 1.18m/s。

患者进行细针抽吸活检(FNAC),病理结果为纤维腺瘤。

在影像学检查及细针活检诊断后,患者接受了手术切除活检(图 9.56)。

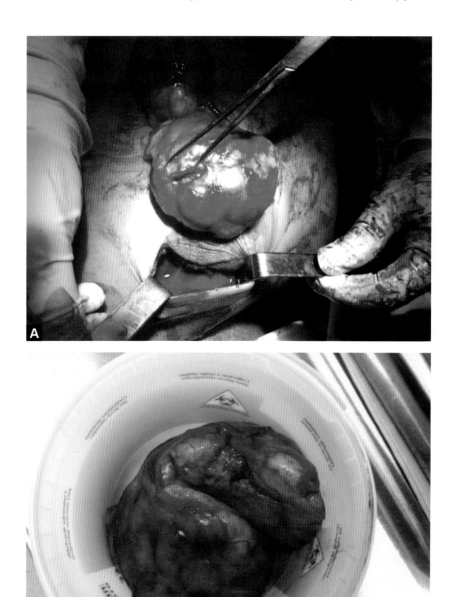

图 9.56 手术切除肿物。

病理结果如图 9.57 所示。

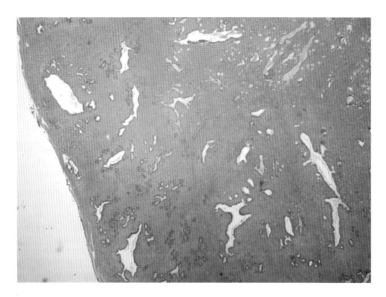

图 9.57　病理结果为幼年型纤维腺瘤,伴轻微上皮细胞及基质细胞增生(HE 染色)。

患者术后照片如图 9.58 所示。

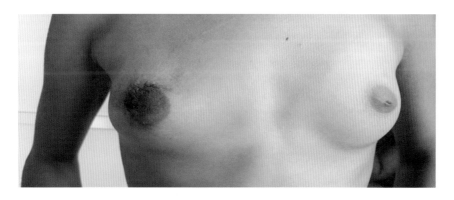

图 9.58　术后乳房照片。

■ 结论

根据应变力及声辐射力脉冲两种弹性成像结果,病灶为良性的可能性大。

在本例中,存在一些弹性成像检查的难点。肿物体积过大,周围正常组织受压,导致 ROI 无法放置于周围正常组织,因而无法获得应变率比值。同样,也无法在 VTI 灰阶图像中对比 ROI 间的差异。

病例 9：45 岁女性，左乳发现可触及的肿块而就诊。

触诊：左乳外上象限触及无痛性肿块。

钼靶结果如图 9.59 所示。

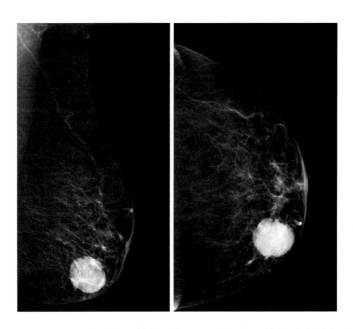

图 9.59　左侧乳腺钼靶斜轴位及轴位图像显示一个局部边缘规则、较大的肿块影。

二维超声结果如图 9.60 所示。

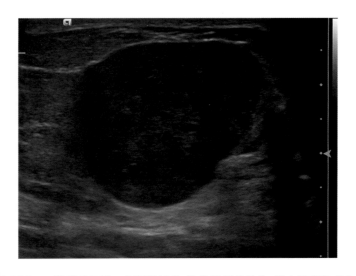

图 9.60　二维超声显示一个稍低回声、边缘规则的肿块，伴少许囊性成分。

彩色多普勒超声结果如图 9.61 所示。

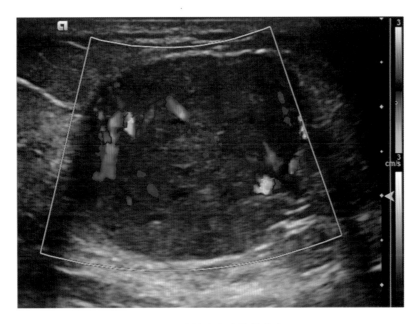

图 9.61 病灶内血流信号丰富。

应变率比值计算如图 9.62 所示。

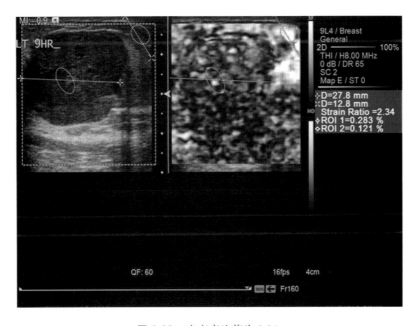

图 9.62 应变率比值为 2.34。

弹性评分如图 9.63 所示。

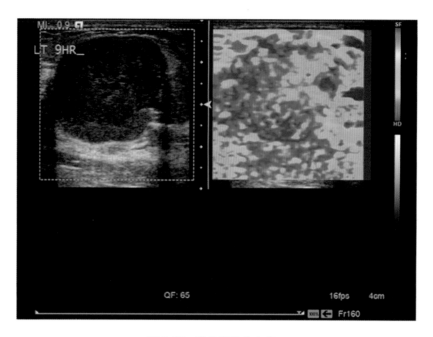

图 9.63　弹性评分为 2 分。

声触诊组织成像(VTI)彩色图像如图 9.64 所示。

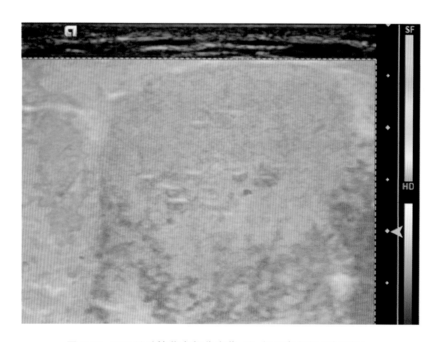

图 9.64　VTI 显示结节大部分为紫−蓝−绿三色相间(质地软)。

病灶内的声触诊组织定量(VTQ)如图 9.65 所示。

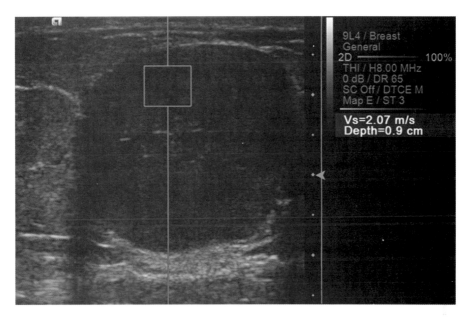

图 9.65 结节内剪切波速度为 2.07m/s。

相邻组织的声触诊组织定量(VTQ)结果如图 9.66 所示。

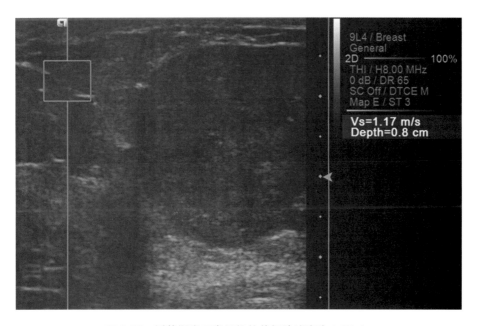

图 9.66 同等深度正常组织的剪切波速度为 1.17m/s。

病理结果如图 9.67 所示。

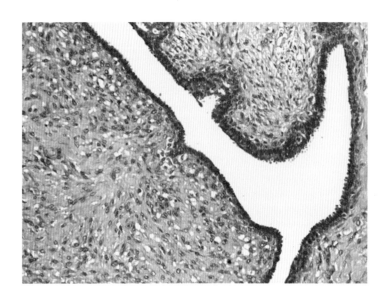

图 9.67　病理结果为叶状肿瘤(长的裂隙结构伴间充质成分过度生长)。

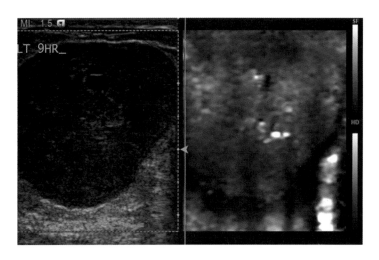

图 9.68　注意:在 VTI 图像中,可以观察到病灶囊性部分典型的牛眼征。

▌结论

弹性成像结果提示病灶为良性,与病理结果一致。

该病例需要注意的是,由于肿物过大,VTI 灰阶图像难以完整评估整个病灶,且无法将肿物与周围正常组织的感兴趣区域进行对比(图 9.68)。

第 10 章 乳腺恶性病变解读

Christina An. Gkali

病例 1:45 岁女性,右乳触及肿块 2 个月而就诊。

触诊:右乳外下象限发现单发性肿块,未发现腋窝淋巴结肿大。

钼靶结果如图 10.1 和 10.2 所示。

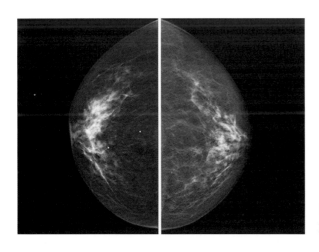

图 10.1 钼靶轴位图像可观察到右侧乳腺 BI-RADS Ⅳ类的致密影。

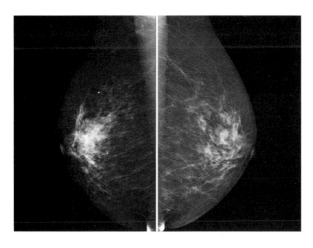

图 10.2 钼靶斜轴位图像可观察到右侧乳腺 BI-RADS Ⅳ类的致密影。

二维超声结果如图 10.3 所示。

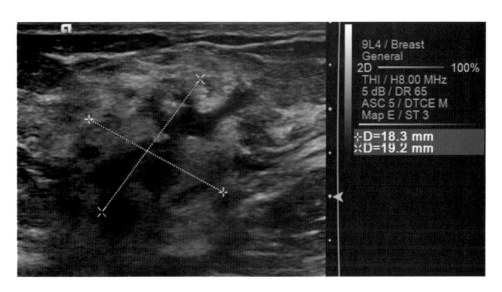

图 10.3　二维超声显示一个孤立的病灶,内部为低回声,周边回声增高,形状不规则,边缘模糊。未见微钙化及后方回声衰减。

彩色多普勒超声结果如图 10.4 所示。

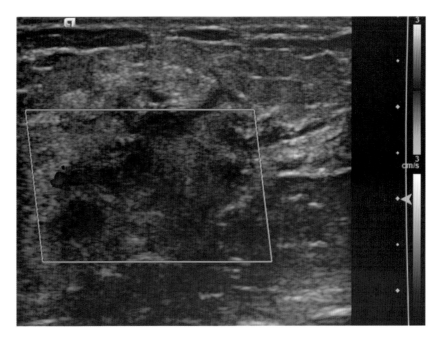

图 10.4　彩超显示病灶内未见明显血流信号。

应变率比值如图 10.5 所示。

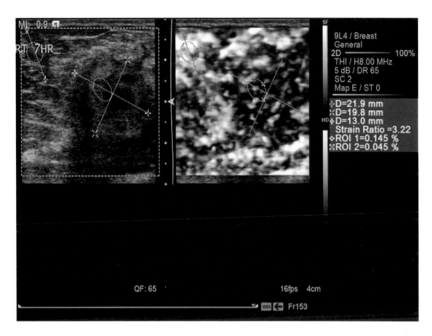

图 10.5　应变率比值为 3.22。

弹性评分如图 10.6 所示。

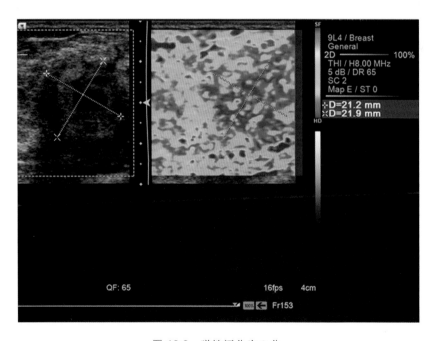

图 10.6　弹性评分为 3 分。

病灶的声触诊组织定量(VTQ)结果如图 10.7 所示。

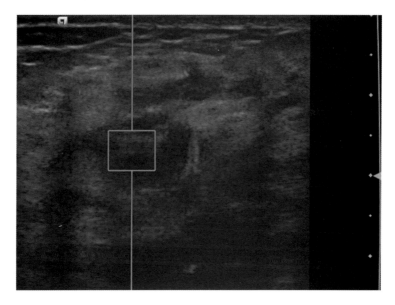

图 10.7　结节内的剪切波速度为 6.98m/s。

病理结果如图 10.8 和图 10.9 所示。

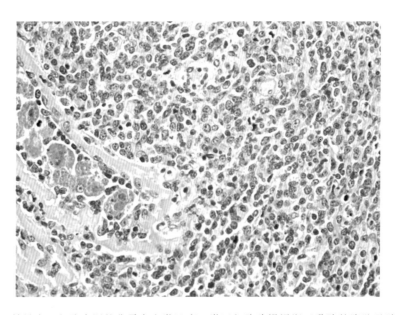

图 10.8　病理结果为 B 细胞来源的非霍奇金淋巴瘤。淋巴细胞弥漫浸润于乳腺的脂肪及腺体中(A-E×200)。

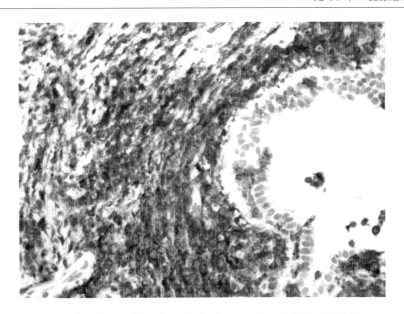

图 10.9　免疫组化肿瘤细胞 L26 高表达,提示来源于 B 细胞。导管周边有浸润。(CD20×400)。

■ 结论

弹性成像结果提示为恶性,与病理结果一致。

淋巴细胞瘤占乳腺恶性肿瘤的 0.15%。以乳腺为原发部位的淋巴瘤占所有淋巴瘤的 0.5%以下。仅以乳腺肿块为首发症状,而无淋巴瘤或白血病的临床证据时,患者通常难以得到准确的早期诊断。

病例 2：71 岁女性行钼靶筛查。

钼靶结果如图 10.10 所示。

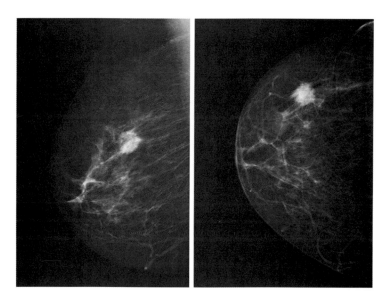

图 10.10　右侧乳腺钼靶斜轴位和轴位图像显示右乳外上象限有一个形状不规则、边缘呈毛刺状的致密影。

二维超声结果如图 10.11 和图 10.12 所示。

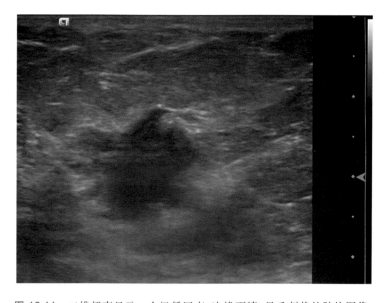

图 10.11　二维超声显示一个极低回声、边缘不清、呈毛刺状的肿块图像。

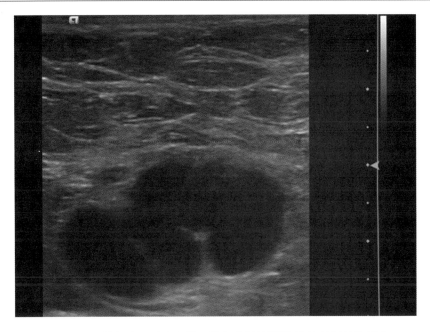

图 10.12　二维超声显示腋窝淋巴结皮质明显增厚,淋巴结门结构消失。

应变力弹性成像灰阶图像如图 10.13 所示。

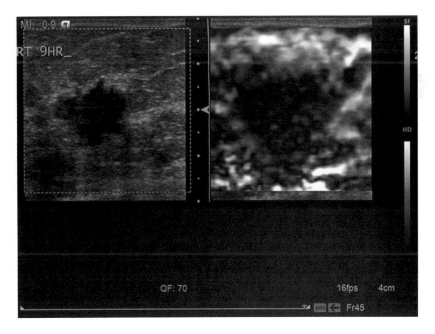

图 10.13　病灶较周围组织更暗(硬),且范围大于二维超声病灶范围(E/B>1)。

应变率比值计算如图 10.14 所示。

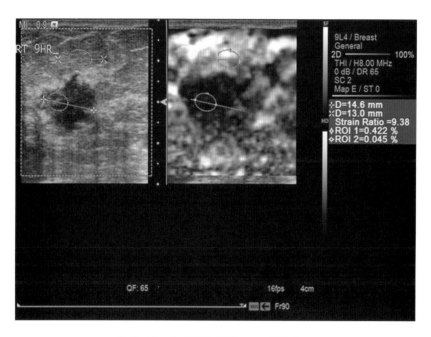

图 10.14　应变率比值为 9.38(非常高)。

弹性评分如图 10.15 所示。

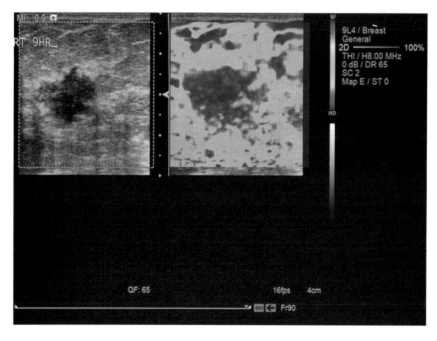

图 10.15　弹性评分 4 分(整个病灶质地硬)。

声触诊组织成像(VTI)灰阶图像如图 10.16 所示。

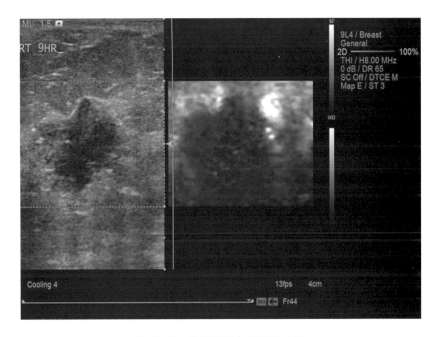

图 10.16 病灶硬度高于周边组织。

声触诊组织成像(VTI)彩色图像如图 10.17 所示。

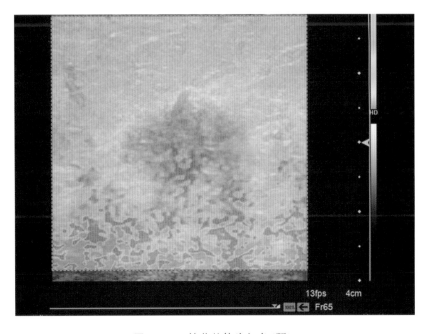

图 10.17 结节整体为红色(硬)。

病灶内的声触诊组织定量(VTQ)如图 10.18 所示。

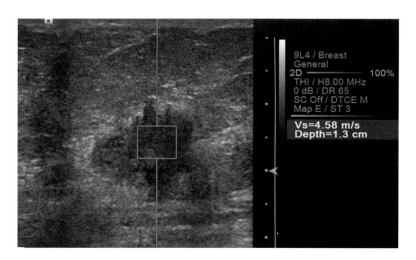

图 10.18　结节内的剪切波速度为 4.58m/s。

病理结果如图 10.19 所示。

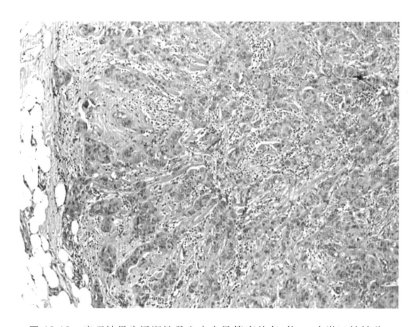

图 10.19　病理结果为浸润性及上皮内导管癌并存,伴 10 个淋巴结转移。

■ 结论

弹性成像结果提示为恶性,与病理结果一致。

二维超声结果如图 10.20 所示。

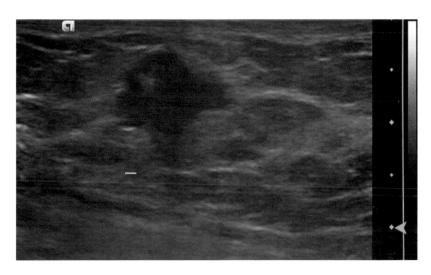

图 10.20　二维超声显示一个极低回声、边缘不清、呈毛刺状的肿块图像。

应变率比值计算如图 10.21 所示。

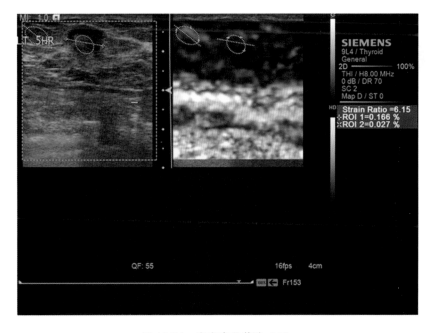

图 10.21　应变率比值为 6.15。

弹性评分如图 10.22 所示。

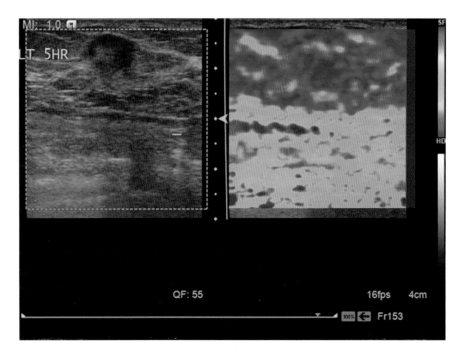

图 10.22　弹性评分为 5 分(整个病灶及周边组织质地均较硬)。

声触诊组织成像(VTI)灰阶图像如图 10.23 所示。

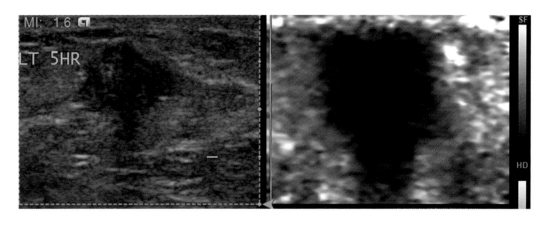

图 10.23　病灶硬度高于周边组织。

声触诊组织成像(VTI)彩色图像如图 10.24 所示。

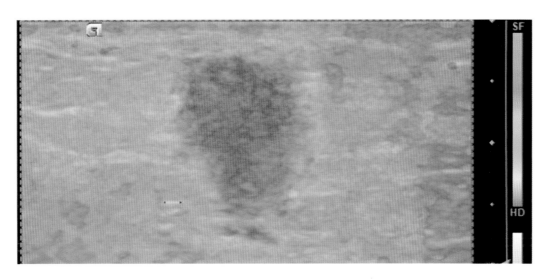

图 10.24　病灶整体为红色(硬)。

病灶内的声触诊组织定量(VTQ)如图 10.25 所示。

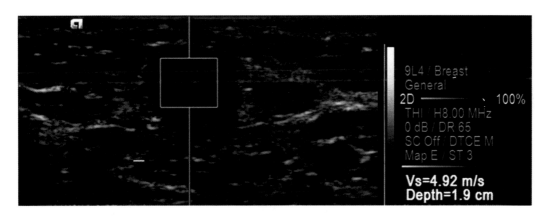

图 10.25　病灶内的剪切波速度为 4.92m/s。

周围组织的声触诊组织定量(VTQ)如图 10.26 所示。

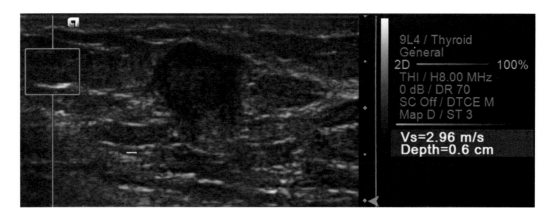

图 10.26　肿块周围同等深度组织的剪切波速度为 2.96m/s。

病理结果如图 10.27 所示。

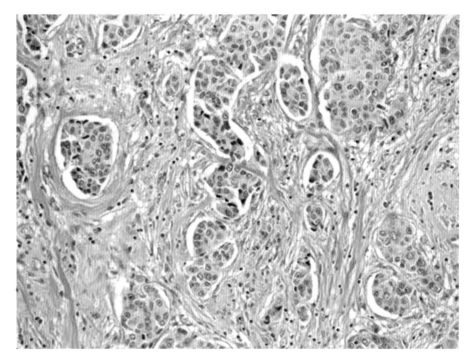

图 10.27　病理结果为导管腺癌：肿瘤细胞呈柱状，实心或小梁状排列。

■结论

弹性成像结果与病理结果一致。

病例 4:68 岁女性,左乳触及肿物就诊。

钼靶结果如图 10.28。

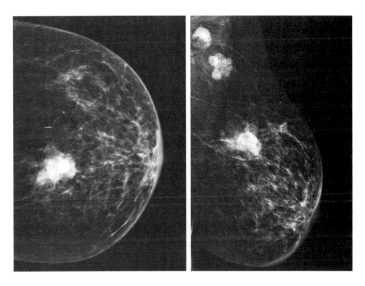

图 10.28 左侧乳腺钼靶斜轴位和轴位图像显示一个形状不规则、边缘呈毛刺状的致密影,伴皮肤增厚及单侧淋巴结体积增大,门淋巴结消失。

触诊:左乳触及无痛、活动性差、直径约 2.5cm 的肿块。
二维超声结果如图 10.29 所示。

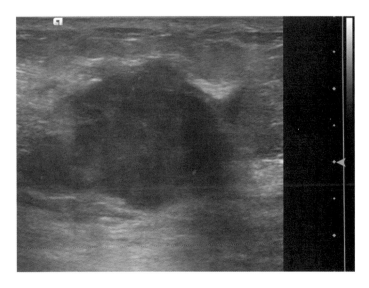

图 10.29 二维超声显示一个极低回声、边缘不清、呈毛刺状、伴有微钙化的肿块。

彩色多普勒超声结果如图 10.30 所示。

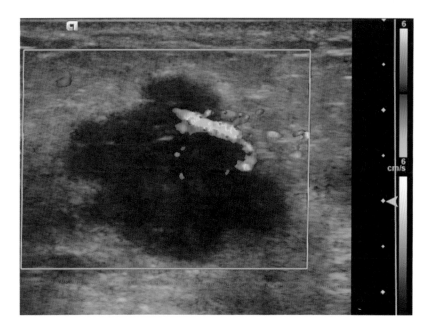

图 10.30　病灶内可见丰富的血流信号。

应变弹性成像灰阶图像如图 10.31 所示。

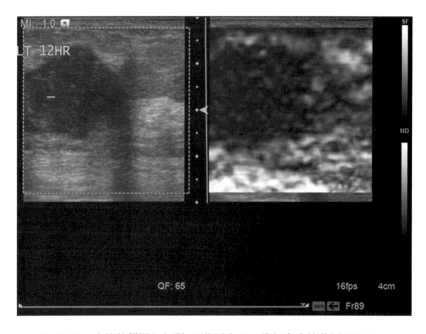

图 10.31　病灶较周围组织硬,且范围大于二维超声病灶范围(E/B>1)。

应变率比值计算如图 10.32 所示。

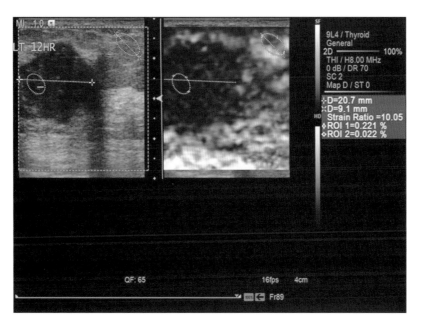

图 10.32 应变率比值为 10.05。

弹性评分如图 10.33 所示。

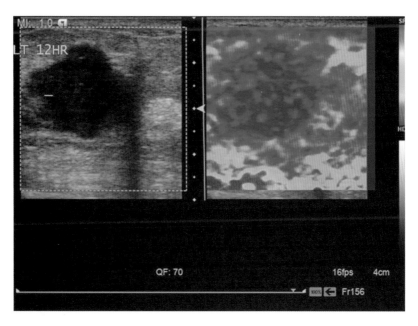

图 10.33 弹性评分为 5 分。

声触诊组织成像(VTI)灰阶图像如图 10.34 所示。

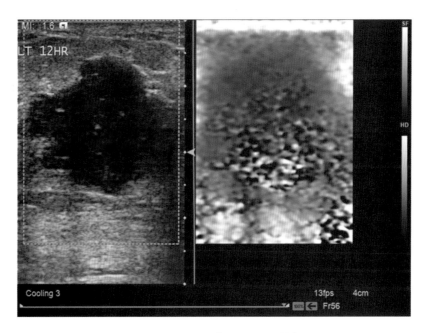

图 10.34　结节呈现典型的"细胞样本"。

声触诊组织成像(VTI)彩色图像如图 10.35 所示。

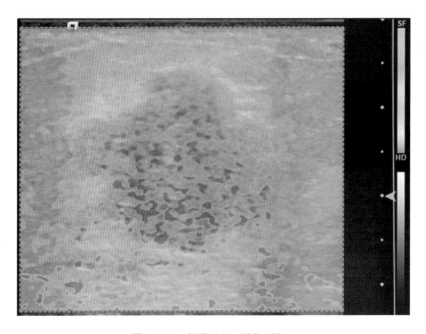

图 10.35　结节为红-绿色(硬)。

病灶内的声触诊组织定量(VTQ)如图 10.36 所示。

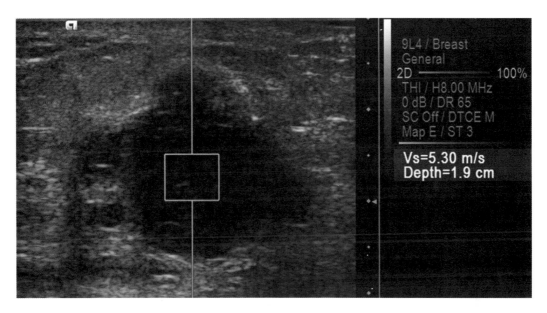

图 10.36　病灶内的剪切波速度为 5.30m/s。

周边组织的声触诊组织定量(VTQ)如图 10.37 所示。

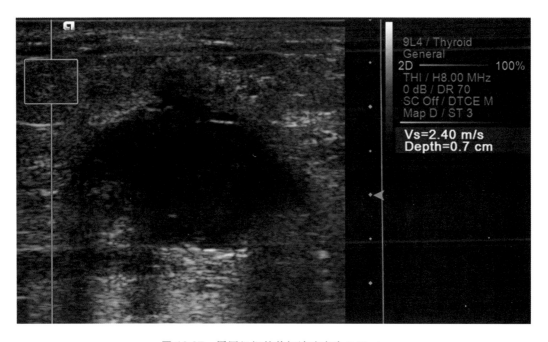

图 10.37　周围组织的剪切波速度为 2.40m/s。

病理结果如图 10.38 所示。

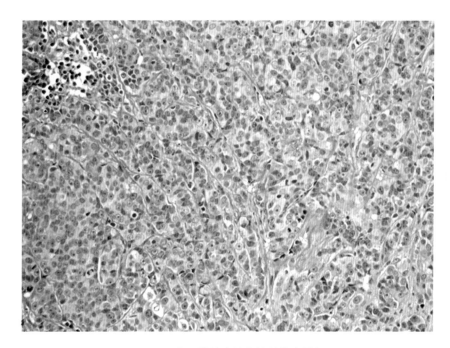

图 10.38 病理结果为浸润性导管癌 Ⅲ 级。

■ 结论

弹性成像结果与病理结果一致。

病例 5:56 岁女性。

二维超声结果如图 10.39 所示。

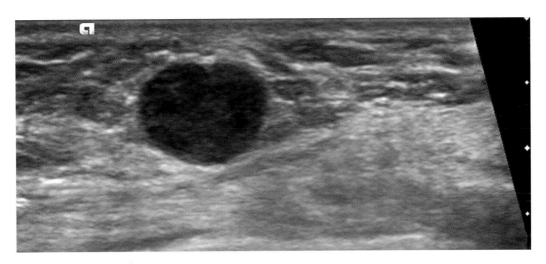

图 10.39　二维超声显示一个圆形、低回声、内部回声均匀、边缘清楚的肿块。

彩色多普勒超声结果如图 10.40 所示。

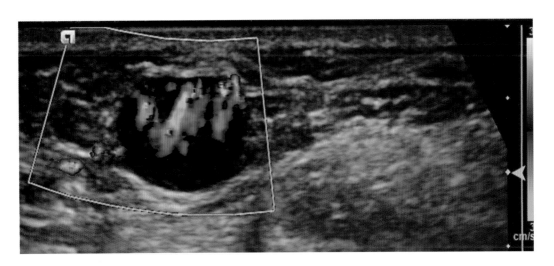

图 10.40　病灶内可见丰富的血流信号。

应变力弹性成像灰阶图像如图 10.41 所示。

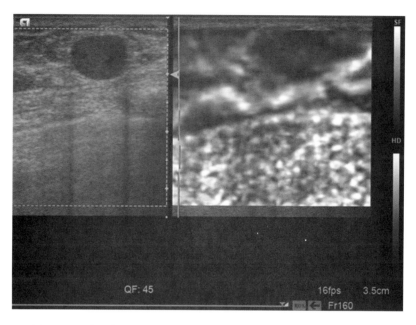

图 10.41　病灶较周围组织硬,且范围大于二维超声病灶范围(E/B>1)。

应变率比值计算如图 10.42 所示。

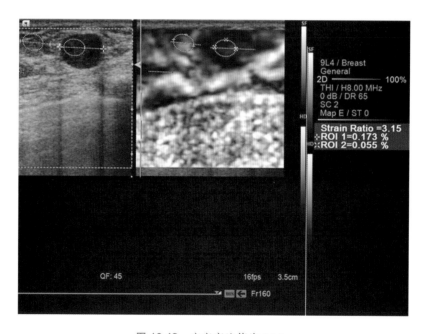

图 10.42　应变率比值为 3.15。

弹性评分如图 10.43 所示。

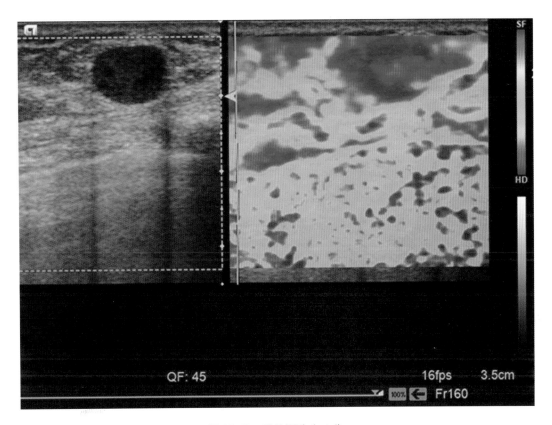

图 10.43 弹性评分为 4 分。

声触诊组织成像(VTI)灰阶图像如图 10.44 所示。

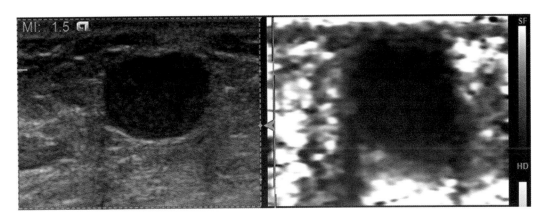

图 10.44 病灶较周围组织硬。

声触诊组织成像(VTI)彩色图像如图 10.45 所示。

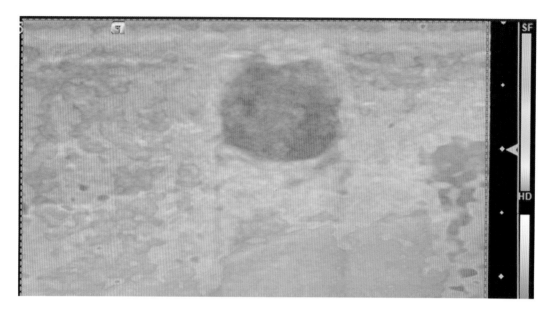

图 10.45　病灶为红色(质硬)。

病灶内的声触诊组织定量(VTQ)如图 10.46 所示。

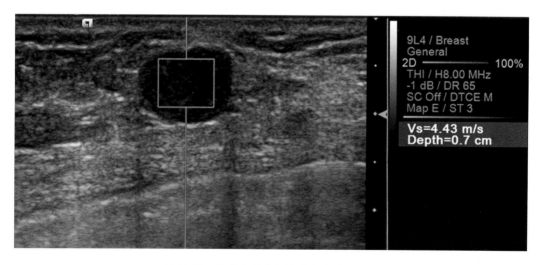

图 10.46　结节内的剪切波速度为 4.43m/s。

相邻组织的声触诊组织定量(VTQ)如图 10.47 所示。

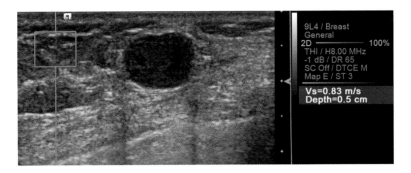

图 10.47　肿块周围组织的剪切波速度为 0.83m/s。

病理结果如图 10.48 所示。

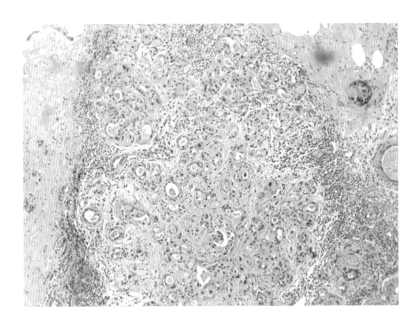

图 10.48　病理结果为导管腺癌伴小叶癌变。

■ 结论

二维超声提示为良性。与之相反,弹性成像提示为恶性,且与病理结果一致。

病例 6：76 岁女性行钼靶筛查。

钼靶结果如图 10.49 所示。

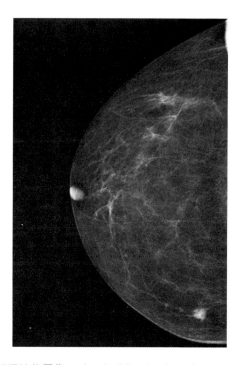

图 10.49　钼靶轴位图像显示一个形状不规则、边缘呈毛刺状的致密影。

二维超声结果如图 10.50 所示。

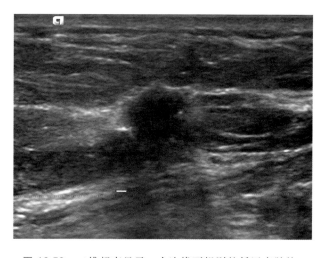

图 10.50　二维超声显示一个边缘不规则的低回声肿块。

应变力弹性成像灰阶图像如图 10.51 所示。

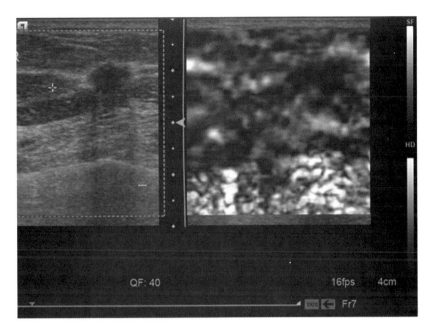

图 10.51　E/B>1,病灶质硬。

应变率比值如图 10.52 所示。

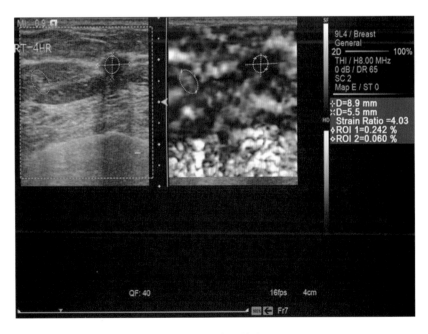

图 10.52　应变率比值为 4.03。

弹性评分如图 10.53 所示。

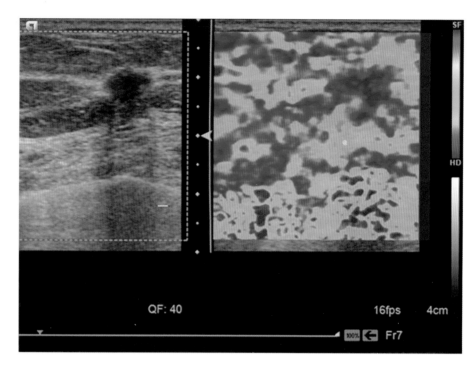

图 10.53　弹性评分为 4 分。

声触诊组织成像(VTI)灰阶图像如图 10.54 所示。

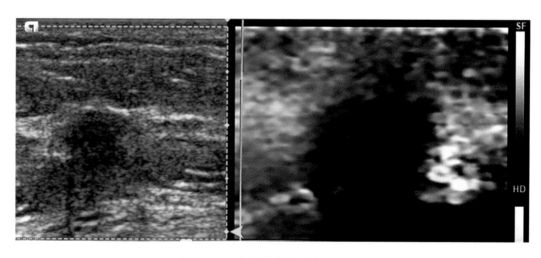

图 10.54　病灶硬度高于周边组织。

声触诊组织成像(VTI)彩色图像如图 10.55 所示。

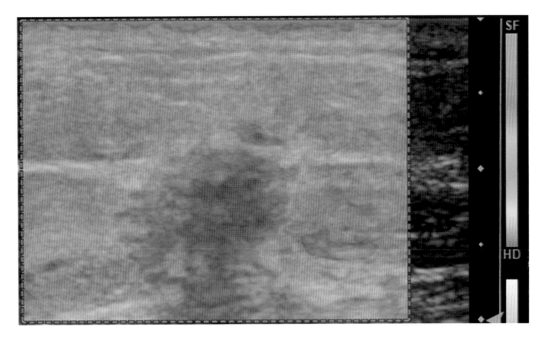

图 10.55　病灶整体为红色(质硬)。

病灶内的声触诊组织定量(VTQ)如图 10.56 所示。

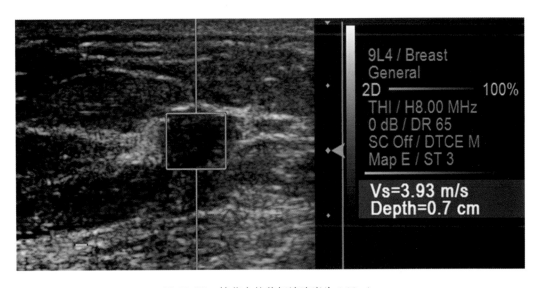

图 10.56　结节内的剪切波速度为 3.93m/s。

相邻组织的声触诊组织定量(VTQ)如图 10.57 所示。

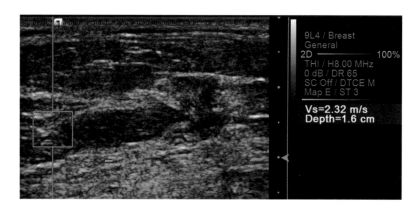

图 10.57　剪切波速度为 2.32m/s。

病理结果如图 10.58 所示。

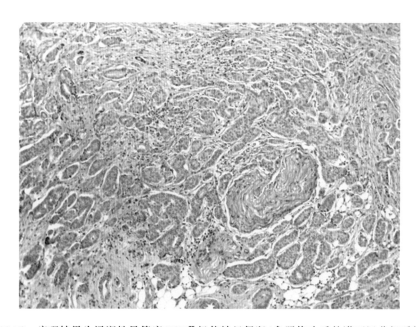

图 10.58　病理结果为浸润性导管癌 NST Ⅱ 级伴神经侵犯(参照修改后的诺丁汉分级系统)。

▌结论

弹性成像显示为恶性,与病理结果一致。

值得注意的是,本例病灶较小,ROI 应放置在病灶内,而不应包含周围正常组织。

病例 7：64 岁女性。

二维超声结果如图 10.59 所示。

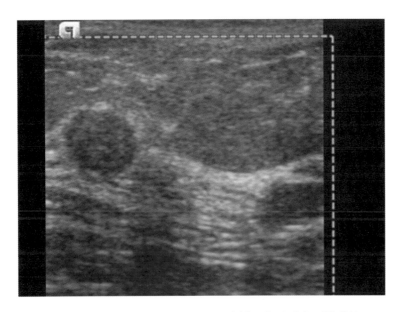

图 10.59　二维超声显示为一个圆形、稍低回声、边缘规则的肿块。

应变率比值计算如图 10.60 所示。

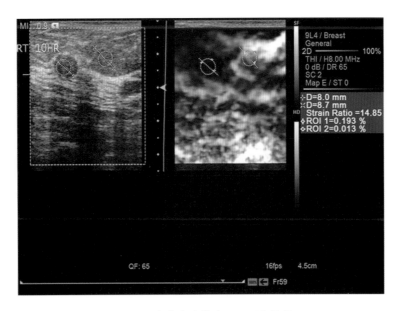

图 10.60　应变率比值为 14.85（非常高）。

弹性评分如图 10.61 所示。

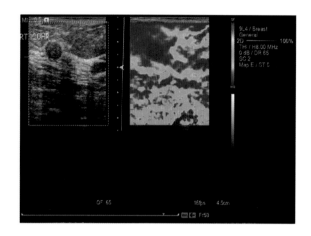

图 10.61　弹性评分为 5 分。

声触诊组织成像(VTI)灰阶图像如图 10.62 所示。

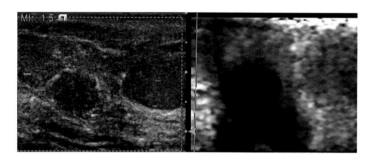

图 10.62　病灶比周边组织颜色更深。

声触诊组织成像(VTI)彩色图像如图 10.63 所示。

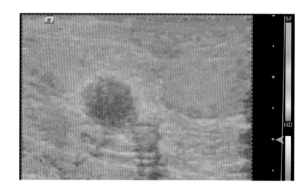

图 10.63　病灶整体为红色。

病理结果如图 10.64 所示。

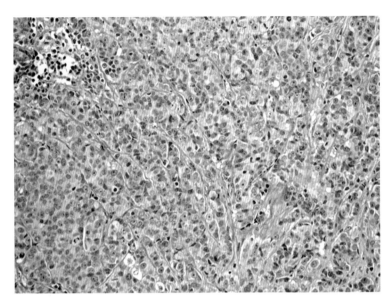

图 10.64　病理结果为浸润性导管癌Ⅲ级。

■结论

尽管二维超声显示为良性，但弹性成像提示为恶性，与病理结果一致。

推荐读物

Cutler SJ, Young JL (Eds). Third National Cancer Survey: Incidence Data. NCI monograph no. 41. Bethesda, Md: National Cancer Institute. 1975. pp. 413-4.

Giardini R, Piccolo C, Rilke F. Primary non-Hodgkin's lymphomas of the female breast. Cancer. 1992;69:725-35.

Gkali CA, Chalazonitis AN, Feida E, et al. Primary non-Hodgkin lymphoma of the breast: ultrasonography, elastography, digital mammography, contrast-enhanced digital mammography, and pathology findings. Ultrasound Q. 2015;31(4):279-82.

Schouten JT, Weese JL, Carbone PP. Lymphoma of the breast. Ann Surg. 1981;194:749-53.

Christina An. Gkali

病例 1：40 岁女性，右乳触及无痛性肿块。

二维超声结果如图 11.1 所示。

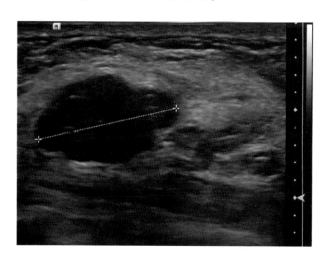

图 11.1 二维超声显示一个低回声、分叶状、边缘规则、最大直径为 1.7cm 的肿块。其内可见粗大钙化。

病灶内的声触诊组织定量(VTQ)如图 11.2 所示。

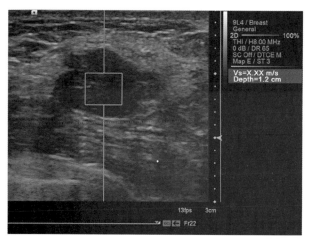

图 11.2 病灶内的剪切波速度显示为 X.XXm/s。

病灶内的粗大钙化导致无法检测出病灶的剪切波传播速度。

注意：病灶内部的 VTQ 值显示为 X.XXm/s。

当病灶伴有粗大钙化时，ROI 的放置应避开钙化部分，才能检测出 VTQ 值。

病理结果如图 11.3 所示。

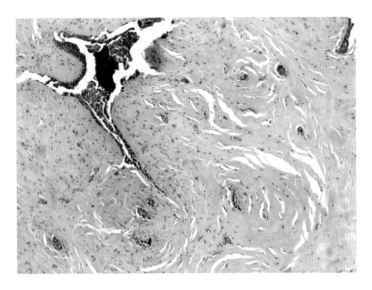

图 11.3　病理结果为纤维腺瘤伴钙化，周边包绕上皮细胞。

病例 2：20 岁女性，右乳触及疼痛性肿块。

触诊：可触及直径约 2cm 的肿块，伴局部的红肿热痛。

二维超声结果如图 11.4 所示。

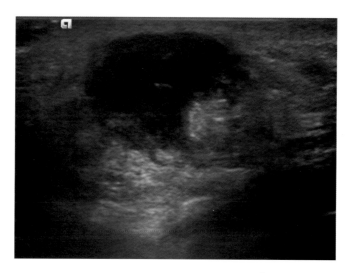

图 11.4　二维超声显示一个最大直径为 2cm、边缘不规则的混合回声伴后方回声增强，内部未见分隔。

病灶内的声触诊组织定量（VTQ）如图 11.5 所示。

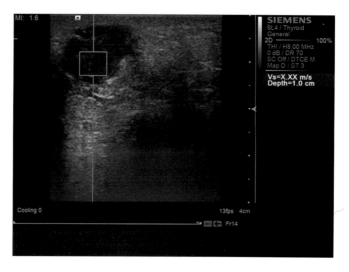

图 11.5　病灶内的剪切波速度无法检测，显示为 X.XXm/s。

病理结果如图 11.6 所示。

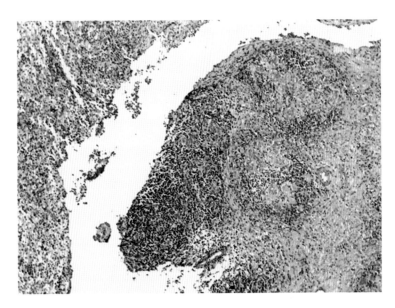

图 11.6　病理结果为慢性炎性反应伴大量淋巴细胞、浆细胞和中性粒细胞浸润。

　　脓肿内部成分的异质性可能导致剪切波信号无法被准确识别，从而不能评估病灶内部 VTQ 值，只能显示为 X.XXm/s。

病例 3:75 岁女性。

二维超声结果如图 11.7 所示。

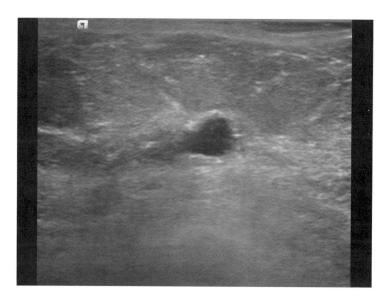

图 11.7　二维超声显示一个边缘不清的低回声肿块。

应变率比值计算如图 11.8 所示。

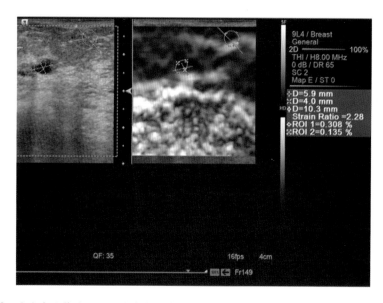

图 11.8　应变率比值为 2.28。注意由于病灶过小导致 ROI 包括了病灶周围部分正常组织。

病灶内的声触诊组织定量(VTQ)如图 11.9 所示。

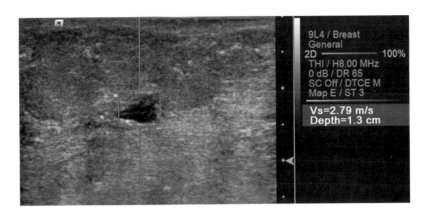

图 11.9　病灶内的剪切波速度为 2.79m/s。

病理结果如图 11.10 所示。

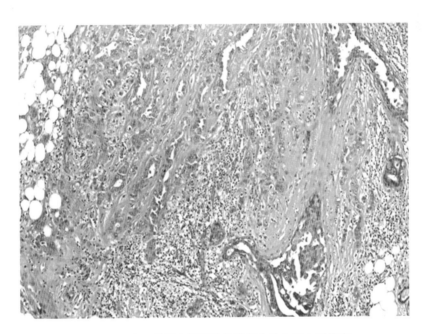

图 11.10　病理结果为浸润性导管癌合并上皮内导管癌。

因病灶过小以至于放置 ROI 时包含了病灶周围的正常组织,导致剪切波速度偏低,引起漏诊。

尽管由于 ROI 导致剪切波速度及应变率比值偏低,引起恶性肿物漏诊,但是弹性评分及 VTI(灰阶图像及彩色图像)均提示为恶性肿瘤的诊断指标。

弹性评分如图 11.11 所示。

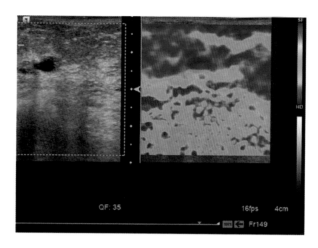

图 11.11　弹性评分为 4 分。

声触诊组织成像(VTI)灰阶图像如图 11.12 所示。

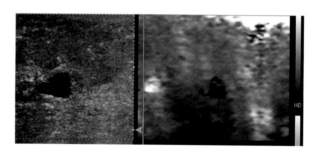

图 11.12　病灶颜色较周边组织深。

声触诊组织成像(VTI)彩色图像如图 11.13 所示。

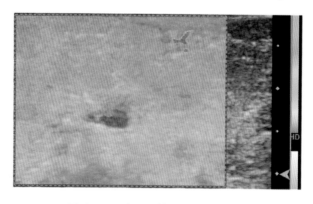

图 11.13　病灶整体为红色(质硬)。

病例 4：71 岁女性，发现可触及肿物。

二维超声结果如图 11.14 所示。

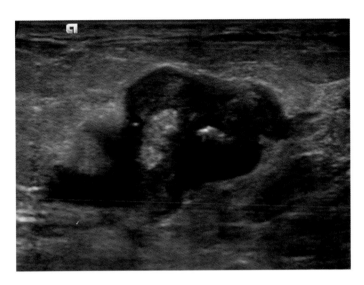

图 11.14　二维超声显示一个低回声、分叶状、边缘不清伴粗大钙化的肿块。

尽管弹性评分和 VTI 图像(灰阶图像及彩色图像)提示肿物为恶性，但由于病灶内存在粗大钙化导致剪切波速度无法测量(图 11.15)。

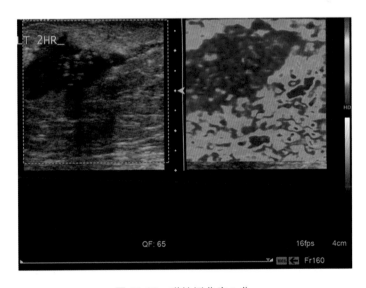

图 11.15　弹性评分为 1 分。

声触诊组织成像(VTI)灰阶图像如图 11.16 所示。

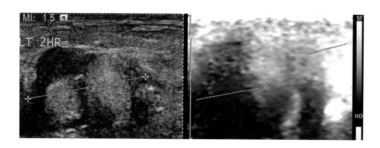

图 11.16　病灶颜色较周边组织深。

声触诊组织成像(VTI)彩色图像如图 11.17 所示。

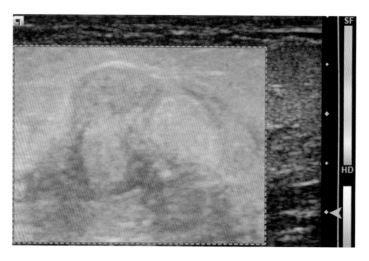

图 11.17　病灶整体为红色(质硬)。

病灶内的声触诊组织定量(VTQ)如图 11.18 所示。

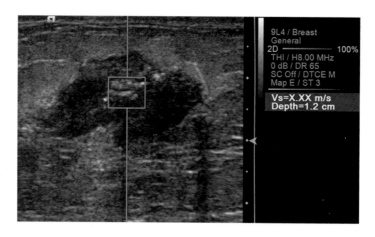

图 11.18　病灶内粗大钙化的存在,导致剪切波速度无法测量。

索 引